あきた地域医療最前線

読売新聞秋田支局＝編

無明舎出版

あきた地域医療最前線◉目次

はじめに

「おれは一生、医者を求めなきゃなんないんだか?」

医師の誘致活動に取り組む住民団体「鹿角の医療と福祉を考える市民町民の会」の一人は、うなだれた。

秋田県北部の鹿角市と小坂町では2018年、12年がかりでようやく精神科医を地域に呼び込んだが、今度は産科医が足りずに地域でお産ができなくなったのだ。

身近にあった医療が突如としてなくなる――。そういった事態は今後、さらに増えるかもしれない。

秋田県医師会が16年度に県内の診療所を対象に行った調査で、回答のあった377か所のうち、院長の年齢が60歳以上という施設が208か所と半分を超えた。その大半は、「継承は困難」「継承するかわからない」と回答。地域医療を担う〝まちの医師〟を確保することが困難になっている実態を浮き彫りにした。

中でも深刻なのは、人口減が進む地域だ。患者が少なければ、新たな開業医の進出は見込めず、診療所が閉鎖されると中核病院の負担は増える。勤務は過酷だが、症例数が少なく経験が積めないとのイメージが先行し、若手医師らは赴任するのを敬遠しがちという。地域医療の担い手が不足する状況について、取材に応じてくれたある医師は「全てが負のスパイラルに陥っている」と、表情を曇らせた。

安定した医療提供体制を維持するには負の連鎖を断ち切る必要があるが、何かいい手はないものか。新型コロナウイルスの感染拡大で、医療崩壊のリスクも高まっている。読売新聞秋田支局では「地域医療」の問題に力を入れて取材をしている。医師不足にあえぐ地域の声や、厳しい現状を打開しようと奮闘する医療界、行政の取り組みなどを伝えてきた。読者の皆さんとともに、私たちの健康と命を守る医療のあり方を考えていきたいからだ。

杉本　和真

※原則として年齢、肩書き、内容等は読売新聞掲載時のものです。

医師不足

診療所の危機

1次医療 高齢医師が維持

地域の医療を支える「診療所」の存続が危ぶまれている。基幹病院でも医師が慢性的に不足する中、中山間地域の診療所では医師の高齢化や後継者不足、患者数の減少による経営の不安定化が問題となっている。1次医療の要である「まちの医師」をどう確保していくのか、知恵が試されている。

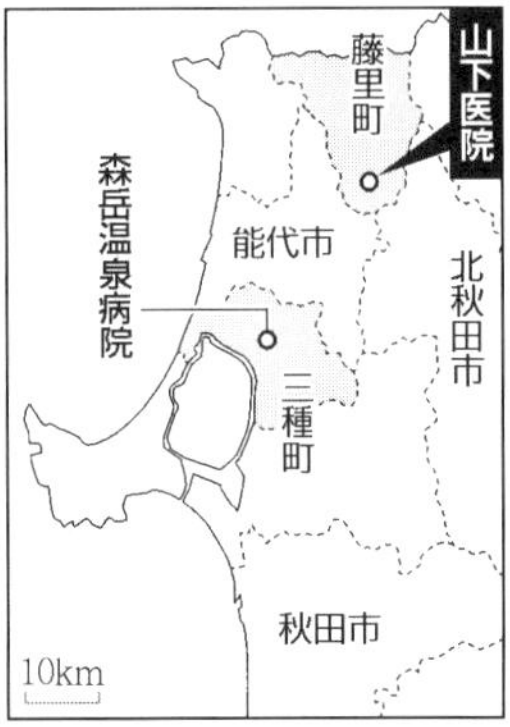
山下医院
藤里町
森岳温泉病院
能代市
北秋田市
三種町
秋田市
10km

山下医院の所在地

病診連携担う

「変わりないかな。脈はいい具合だよ」「先生、最近、めまいがする」

２０１９年５月。世界自然遺産・白神山地の麓、藤里町藤琴にある町内で唯一の診療所「山下医院」では、白髪の医師が、血圧の経過観察に訪れた80歳代の女性を診察していた。

穏やかな表情で患者に応対するのは大渕宏道さん（75）。自身も「後期高齢者」だ。本来の勤務先である三種町の森岳温泉病院から週１回、藤里町を訪れ、同病院付属の山下医院で診察をする。主に、病気の初期治療や安定期の治療にあたり、専門的な治療や入院が必要な患者を適切な病院へ「つなぐ」役割も担う。

旧山本組合総合病院で30年間にわたって院長を務めた経験もある大渕さん。診療所と病院が緊密に協力する「病診連携」の大切さを改めて痛感している。

5地域で医師不在

人口約３２００人の藤里町に、常勤医は一人もいない。大渕さんと、もう１人の80歳代の医師が、週に１回ずつ勤務して町民の命と健康を守る。山下医院に通う70歳代女性は「歩いて来られる距離にあるから気軽

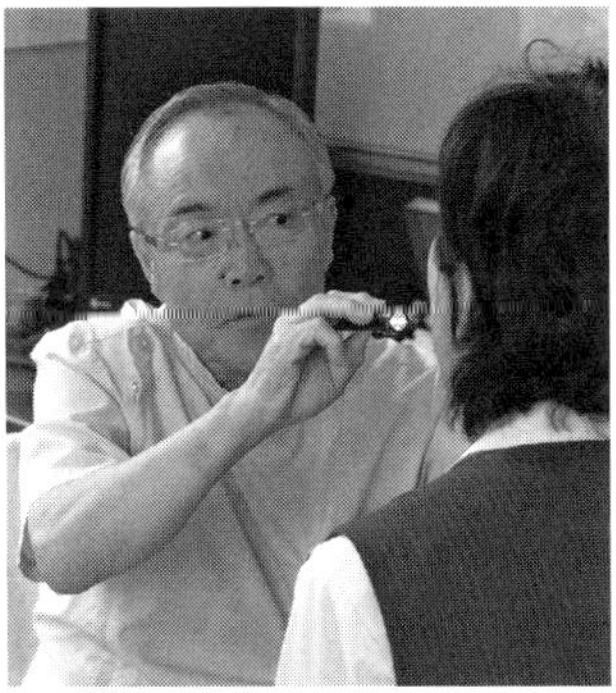

山下医院で診察にあたる大渕さん（左）。三種町から週に１回訪れ、藤里町の１次医療を担う

に診察を受けられる。ここがなくなれば本当に困る」と切実な表情を浮かべた。

県内には、藤里町のほかにも常勤医のいない地域がある。県が18年2月現在でまとめたところ、八峰町の旧峰浜村、旧八森町や、横手市の旧山内村、湯沢市の旧皆瀬村の4地域が該当した。さらに、常勤医がいる診療所が一つしかないのは18地域、二つのみは13地域だった。

事業承継も厳しく

事業承継も厳しい状況だ。県医師会の16年度の調査では、回答した377診療所のうち、院長の年齢が60歳以上の施設が208か所に上った。「継承の予定・めどがある」と回答したのは52か所（25％）にとどまり、「継承は困難・継承しない」「継承するかわからない」が約7割を占めた。

人口減の影響で患者数も減り、新たな開業医の進出も見込めない。同じ調査で08年度以降に新規開設された診療所は計59か所。このうち27か所が秋田市内、11か所が大曲仙北地域で、鹿角地域や男鹿潟上南秋地域はゼロと偏在している。

「旧町村部の体制維持が課題だ」。県平鹿地域振興局（横手市）で7月17日に開かれた19年初の「地域医療構想調整会議」で、県医務薬事課の伊藤淳一課長は指摘した。

「今ある診療所がいつまでもつか。ある日、突然、町から医療機関がなくなるということだけは避けなくてはいけない」。八方塞がりの中、関係者の間で模索が続いている。

見直し統廃合も、患者減で経営圧迫

県内自治体の間で、診療所運営について見直す動きが出ている。患者数の減少で経営が悪化する一方、在宅医療のニーズが高まり、医師の負担は増えている。「将来も持続できる体制づくりのため」として統廃合も視野に入れるケースもあるが、識者は「医療がなくなれば、町はなくなる」と警告、医師確保の必要性を訴える。

在宅需要で負担増

にかほ市議会の２０１９年６月定例会。市側は、「診療所を取り巻く環境は大きく変化している」として、国保院内診療所と国保小出診療所の運営体制の見直しを検討することを明らかにした。背景にあるのは、人口減に伴う患者数の減少や医療の進歩・高度化だ。

市によると、両診療所がある地区の人口は12年の時点で計約３９００人だったが、18年までに約５００人減った。両診療所のカルテ数も、約１２００人から約８７０人となり、診療報酬が減少したことで実質単年度収支で１２００万～１８００万円の赤字が続いている。

在宅医療の需要の高まりで、医師の負担が増していることも課題だ。両診療所は、50歳代の医師が１人で担当。平日の午前と午後で分けて外来を受け付けるなど、両診療所で年間約５５００件の診療を実施。３６５日気の抜けない「在宅看取り」や、遠い施設への往診も行う。市の担当者は「地域で医師は不足しており、行政側としては医師に将来にわたって勤務してもらう環境整備の視点も欠かせない」と話す。

運営体制の見直しが検討されている診療所

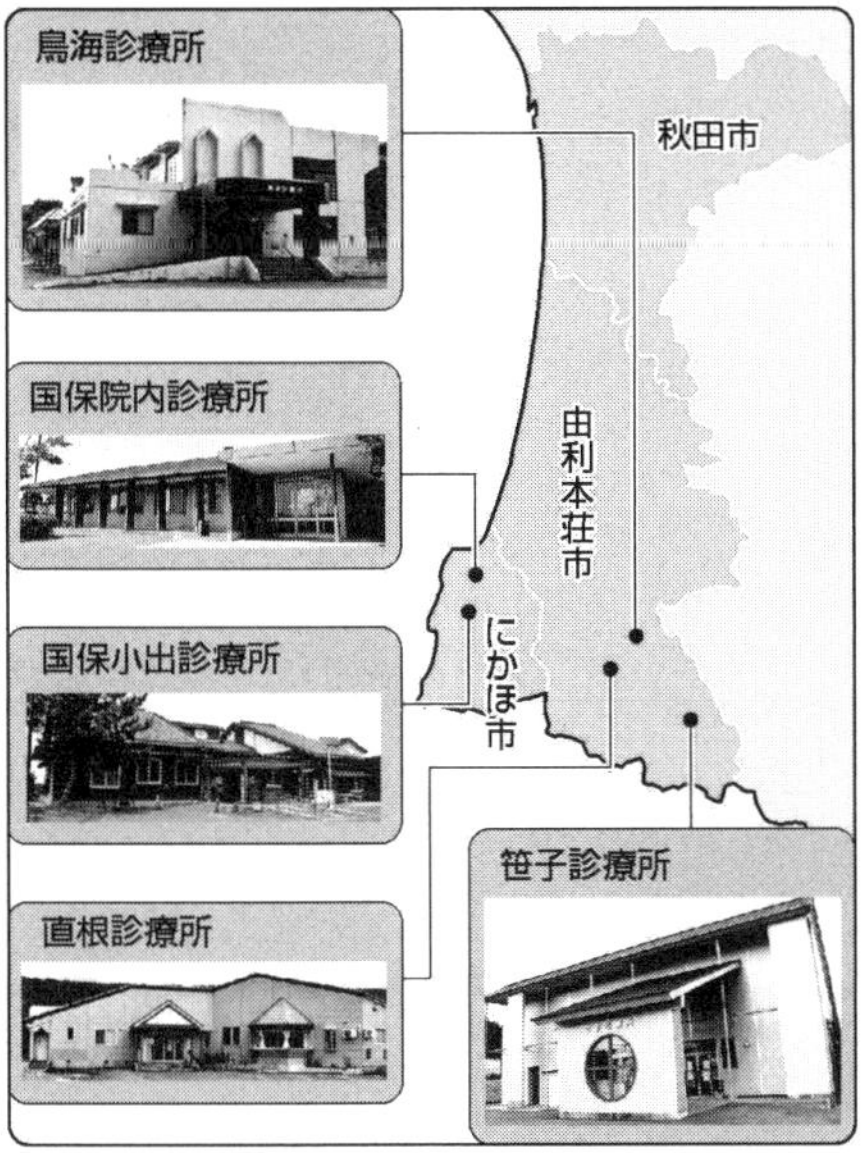
鳥海診療所
秋田市
国保院内診療所
由利本荘市
にかほ市
国保小出診療所
笹子診療所
直根診療所

経営、リスク大きく

由利本荘市でも、鳥海、直根、笹子の３診療所の統合を見据えた検討が進む。18年９月、市医師会などでつくる「地域医療検討委員会」が提言をまとめた。

市によると、17年度の1日あたりの平均外来患者数は、鳥海が34・1人、直根が13・2人、笹子が27・7人。患者数の減少で収入が上がらず、3診療所の運営を巡っては14年度以降、年間1億5000万円前後の赤字が続いている。

人口減の影響は、診療所の経営にとって大きな負担となる。県医師会の推計によると、17年の県内の1日あたりの外来患者数は4万7390人だったが、40年には3万6834人に減少する見込みだ。患者がいなければ、診療報酬は得られない。診療所を存続するためには医療機器などの設備投資も必要だ。

地域医療問題に詳しい城西大の伊関友伸教授（行政学）は「医療サービスが受けられない地域で人は暮らしていけない。病院を退職した医師に診療所で働いてもらったり、基幹病院の医師に負担が少ない範囲で診療に入ってもらったりと、行政は診療所を維持する仕組みづくりをぎりぎりまで模索するべきだ」と話す。

地域医療維持へ模索、移住者の開業助成復活

医師の高齢化、後継者不足、患者数の減少。マイナス要因が絡み合い、中山間地では診療所が存続の危機に立っている。住民の健康と命を守る「まちの医師」を維持するため、県医師会や行政などは、高齢のため一度は一線を退いた「シニアドクター」の活用や新規開業を志す医師への資金援助など、診療所を支えるための対策を進めている。

「生涯現役」に期待

県医師会は２０１９年７月、病院を退職した65歳以上の医師を対象に、医師が不足する地域の診療所での勤務を希望するベテランの募集を始めた。医師としての「第二の人生」を、地域医療を維持するために役立ててもらおうという取り組みだ。

同会は、自治体病院や、ＪＡが運営する厚生連病院など公的な病院などで今後、定年退職を迎える医師が大幅に増えることが見込まれる点に着目した。１９７０年代、国は医療の地域格差を解消するため、「１県

1医大構想」を打ち出した。全国各地で医学部や医大の新設が進み、入学定員が急増した。こうした「新設医大」出身の医師らが、定年を迎える時代がやってきたためだ。

同会地域医療総合調査室は「『生涯現役』の考えを持つ医師は多い。能力あるベテラン医師の力を地域医療のために生かしてもらいたい」としている。

資金援助手厚く

鹿角市は2019年度、市外から移住し、診療所を開設する医師らを支援するため、建設や用地取得、医療機器の購入にかかる費用の助成制度を3年ぶりに復活させた。2000万円を上限とし、費用の3分の2を助成する。

同市は11~15年度も助成制度（上限1000万円）を設けたが、この5年間での利用実績はゼロ。いったん制度を廃止した後で、仙台市の50歳代の女性皮膚科医から診療所開業について相談があり、市で復活を決めた。上限額を引き上げたほか、市内在住の看護師を雇用すれば、1人につき年間20万円（最大3年間、5人まで）を支援するなど手厚くしたのがポイントだ。

同市福祉総務課は「人口減の進む市内での開業は、ハードルが高いと思うが、地域の医療を将来へつなげてくれる医師にはぜひ、助成制度を活用してもらいたい」と期待を寄せる。

病院にも外来機能

診療所の数が少ない地域では、中小病院の協力も不可欠だ。全国自治体病院協議会・中小病院委員会長を務める、横手市の市立大森病院の小野剛院長は「中小病院も診療所のような外来機能を担っていかないと、地域の医療が成り立たなくなる」と警鐘を鳴らす。

中小病院とは一般的に、病床数200未満の医療機関。肺炎や転倒による骨折といった比較的程度の軽い急性期患者の入院治療のほか、風邪などの外来診療、訪問診療、介護施設の嘱託医といった診療所が担う医療についても対応しているケースが多い。

県内では、大館市の市立扇田病院や、男鹿市の男鹿みなと市民病院、仙北市の市立田沢湖病院などがあり、地域ごとに点在、診療所の代わりに外来機能を担う基盤を整えている。

小野院長は「特に中山間地域で『ゲートキーパー』的な役割を担っていた開業医が減り、堤防が崩れかけた状態になっている。人口減で新規開業を見込めない中山間地域では、中小病院も含めた外来機能の維持を考える必要がある」と指摘する。

「診療所 継承に課題」

県医師会は、20年後を見据えた医療提供体制の在り方について、県内の自治体や医療機関の関係者らと意見交換する「地域医療の将来像に関する懇談会」を展開している。２０１９年９月18日には、横手市で県南地域の首長らとの会合が行われ、これで県央、県北を合わせた３地域を一巡した。

県南地域の会合では、湯沢市雄勝郡医師会が会内の診療所を対象に行った調査で、院長が60歳以上の診療所の半数以上が「継承は困難・継承しない」と回答していたことが紹介され、担い手となる医師をどう確保していくべきかが課題として挙げられた。

安藤豊・羽後町長は「過疎地域で医療体制を整えるのは資金面でも大変。自分たちの地域だけの問題としてではなく、広域で考えていかなければいけない」と指摘。松田知己・美郷町長は「人口減が進めば、自動車などを所有しない高齢者らの病院までの交通手段をどうするのかという問題がより顕著になる」と危機感を示した。

県内は40年に人口が70万人となり、人口減が一層、深刻さを増す見込みだ。県医師会では19年4月に公表した医療提供体制見直しの提言を具体化させるために、県央、県北、県南の3地域での懇談会を計3回開き、同会で意見を集約、ロードマップを策定した。

現場からの提言

県内で医師が足りない。県民の命と健康を守る医療を維持するために今、どうするべきかを考えていきたい。現場で医療の提供体制を支える当事者たちから、方策や今後の展望を聞いた。

医療提供体制 見直しを

県医師会会長
小玉　弘之さん

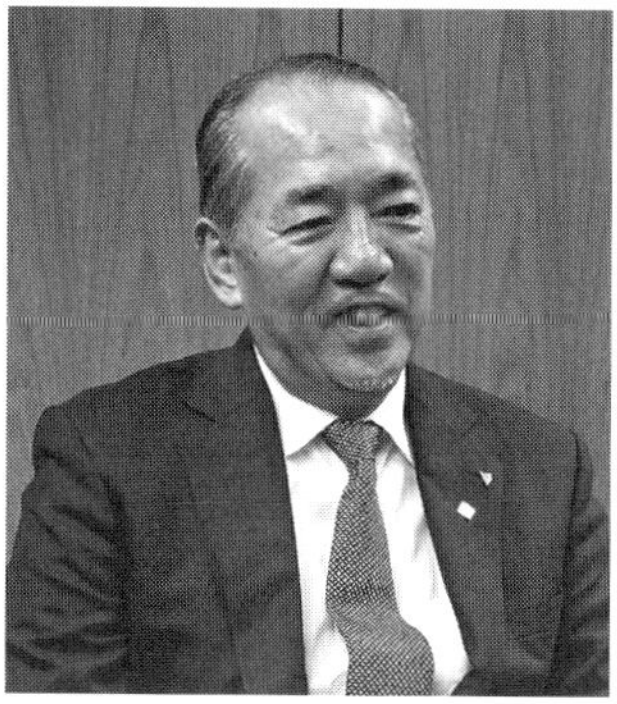
「県民の命と健康を守るため、医療提供体制に地域格差があってはならない」と強調する小玉さん

国が明らかにした医師の充足状況を示す「医師偏在指標」で、秋田は47都道府県の中で7番目に低いことが明らかになった。県内でも、地域

◆県医師会の2次医療圏再編案

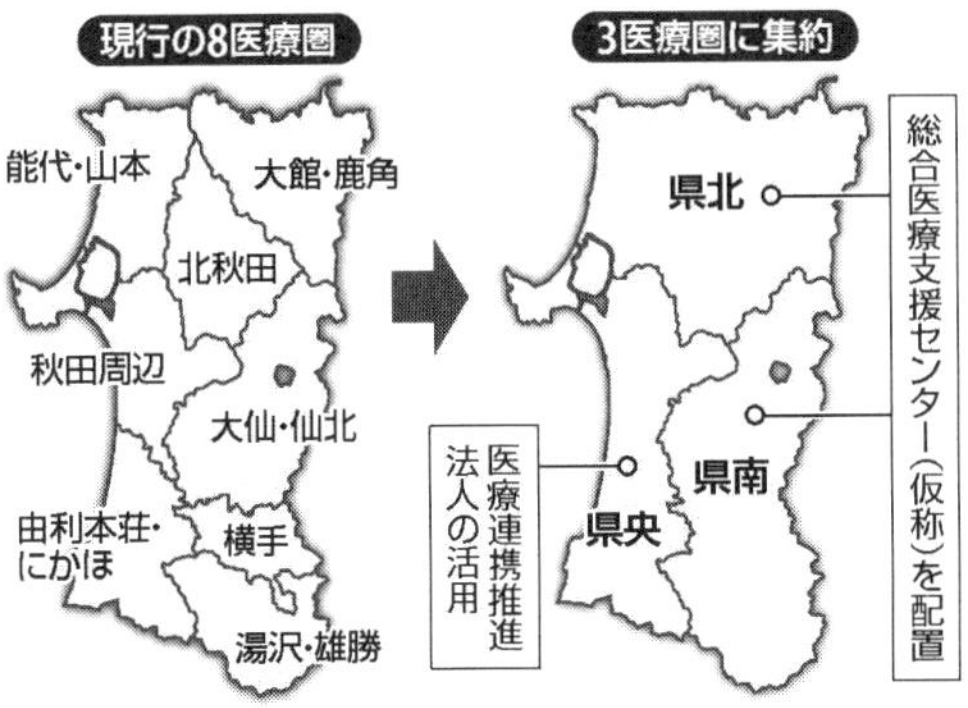

によって医師の偏在があることがより明確になり、指標は対策をとる上で参考になる。

一方、産科医の充足状況を示す指標は、統計上一人しか常勤医のいない「北秋田」が全国の2次医療圏で上位5番目になった（2019年4月時点の暫定値）。一人で分娩を手がける危うさは懸念するところが大きく、その状況で医師が足りているというのはありえない話だ。ある意味、実態を踏まえない「数字遊び」といえる。地域の情報を把握する県が、実態に即した議論をしていくべきだ。

人口減が進む中、安全で高度な医療を提供するためにはある程度、医療機能の集約は免れないと考える。ただ、患者一人ひとりの命に差があってはいけない。

高度な治療のできる3次医療機関は、県内で秋田市に3か所、横手市に1か所あり、県北にはゼロという状況。地域間格差は絶対に解消しなくてはならない。県人口が70万人を割ると予想される2040年に向けて、3次医療機関を県北、県央、県南の三つの医療圏に配置し直し、新たな医療提供体制を考える時が来ている。

3次医療機関は「総合医療支援センター」（仮称）として大学の「分院」

「秋田県の医療グランドデザイン2040」の骨子

▽「地域医療連携推進法人制度」を活用した公・民の垣根を越えた医療機関の連携
▽8地域ある2次医療圏を再編し、県北、県央、県南に3次医療機能を配置
▽高齢者医療ニーズに応える病院機能と、住民に近接した場所での医療サービスの供給体制の確保
▽予防による健康寿命の延伸と医療機関へのアクセス確保

の機能を持たせるイメージで、県医師会で19年4月に公表した「秋田県の医療グランドデザイン２０４０」で提言した。若手医師らの研修の場になり、医師が安心してキャリアを形成できる。地方の2次医療機関や診療所などへ医師を派遣することもでき、医師の地域偏在の解消にもつながると考える。

身近な医療機関もなくなっては困る。各地の診療所で医師の高齢化が進み、後継者不足で事業承継が困難なところも多い。地域の診療所機能を保つためには、政策的な医療を展開していく必要があるだろう。

超高齢化社会を迎える中で、若い世代の社会保障への関心は高い。医療・介護の提供体制をパッケージとして完成させることで若い世代が秋田に移り住む呼び水となることも十分に考えられる。県では「ＡＩ（人工知能）」や、あらゆるモノをインターネットにつなげる「ＩｏＴ」を活用した医療提供体制をいち早く導入すべきだ。

国の政策は、「団塊の世代」が75歳以上となる25年を見据えているが、県内では高齢者でさえも減少していく時代がいち早く来る。人口減では「トップランナー」だ。しかし、逆境を逆手にとって、少子高齢・人口減の先行県だからこそできる体制をつくり、日本、ひいては海外へアピ

ールしていくべきだ。

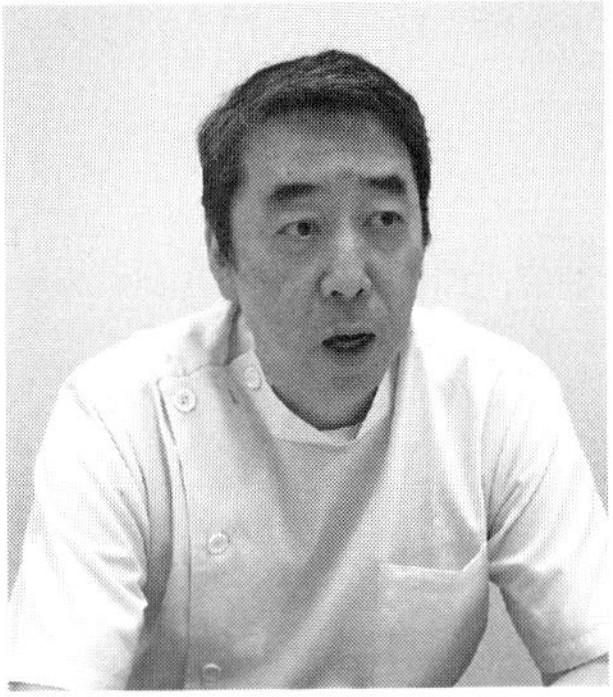
「医師としてのキャリア形成や技術の向上、日常生活まで充実したサポート体制を整えたい」と語る中山さん

仕事、生活支援体制に力

あきた医師総合支援センター長
中山　勝敏さん

かつては、医師として働くことは地域と密接に関係していた。卒業した大学の「医局」に所属し、その地域で腕を磨く。医局が良くも悪くも組織のまとめ役としての力を持ち、地域医療を責任を持って担っていたといえる。

だが、２００4年に「新医師臨床研修制度」が導入され、医学生を全国どこの病院にも橋渡しできるようになった。「使命感」と「自由な人生設計」のバランスが変わった。「地方ではキャリアを積みにくい」というイメージが先行していたこともあり、医学生たちが地域医療での経験を経ず、都会へ行ってみようと考えるようになったのだと思う。

これまでは「人生70年」といわれ、家族に若い人もおり、通院の送り迎えをしてもらえる環境があった。これからの「人生１００歳時代」では、支える人たちが70歳代と高齢化し、送迎が困難になれば、医師が往診や訪問診療で、患者さんを回る必要が出てくる。しかし、医師が極端に少ないと現実的に難しい。

秋田は県土が広い分、迅速に手厚い医療を実行するという意味で、他県に比べても難しい問題が存在している。医療圏の設定がある中で、どれだけきめ細かな医療を提供できるか。いい医師を育てると同時に、患者さんが遠いところから医療機関にアクセスしやすくするような支援体制を構築する必要がある。

当センターは13年4月、医学生らの、地方でのキャリア形成の悩みを解消するため、県の委託を受けて秋田大に設置された。臨床前に様々な手術手技を訓練できるシミュレーション機材をはじめ、全国有数のレベルの資源やノウハウを備えている。女性医師の交流会やワーク・ライフ・バランスの研修会、上司に部下の子育てや介護への理解を深めてもらう『イクボス』セミナー」など、医師の生活面を充実させるための支援にも精力的に取り組んでいる。

若い医師がキャリア形成を考えた時、「この先生みたいになりたいな」「この先生はどこで研修したんだろうか」と、目標とする存在が身近にいることは大きなポイントだと思う。職場に先輩や後輩、指導医などの

あきた医師総合支援センターの取り組み

▽シミュレーション教育
・心臓・腹部超音波検査講習会
・縫合・吻合（ふんごう）セミナー
・出張救急エコーセミナー
▽ワーク・ライフ・バランス
・先輩女性医師と語る女子医学生キャリアパス設計相談会
・マタニティー白衣レンタルサービス
▽セミナー
・地域に寄り添う医師・医学生キャリアアップセミナー
・修学資金貸与者向け説明会

2017年度実績

新医師臨床研修制度

国家試験に合格した新人医師に2年間、現場の病院での研修を義務づける制度。若手医師の大半はそれまで大学病院に所属し、地域の公立病院などに派遣された。制度が導入され、研修医が原則自由に研修先を選べるようになったため、医師配置の地域偏在が進んだ一因ともいわれる。

魅力的な人間関係があることは重要だ。

今後も医療を志す県内や近隣県の高校生に「ぜひ秋田でキャリアを積んでほしい」との呼びかけを続け、秋田大に入った後も卒前・卒後、初期研修、専門医研修と、それぞれに充実した指導を受け、良い経験が積めることをアピールしていきたい。

「色々な悩みがサポートしてもらえる」「腕が上がる」「秋田にいても、論文発表ができる」と言われるような、仕事も生活も充実し、良い人生を送ることができるという展望が持てる環境があれば、地域で医療に携わるやりがいが生まれてくるはずだ。

地域で医師支援 一丸で

鹿角の医療と福祉を考える
市民町民の会
会　長　西　文雄さん
副会長　中村　秀也さん

2006年、鹿角組合総合病院（現かづの厚生病院）で精神科の常勤医が不在となることが決まった。初診の患者は大館市や青森県弘前市、

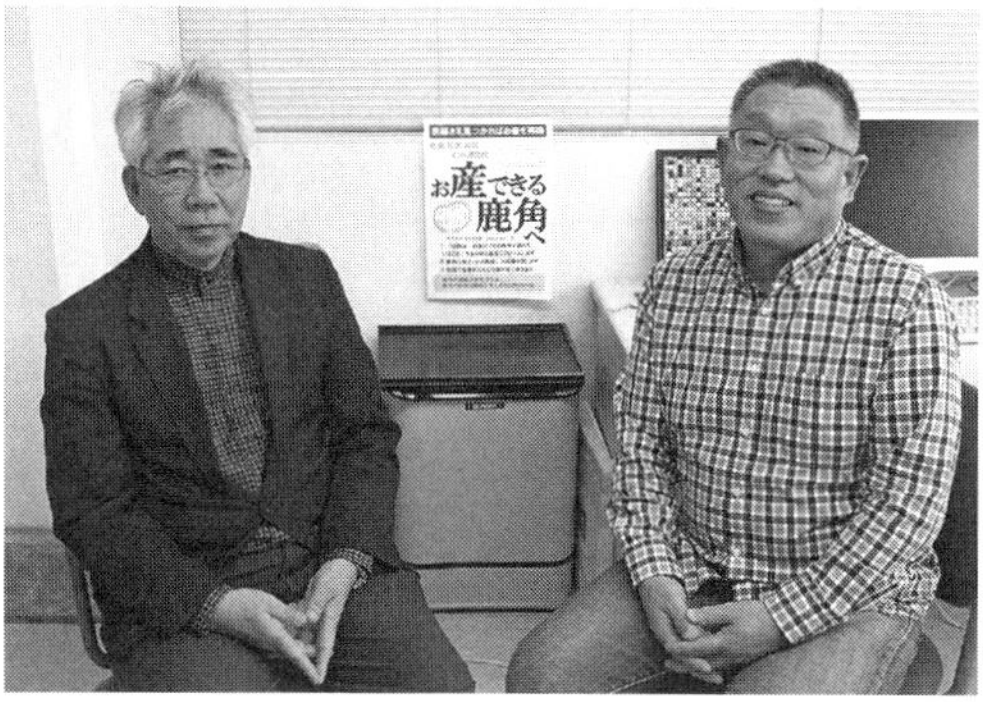

「地域で医療を支える」を理念として活動を続ける（左から）西さんと中村さん

盛岡市など他都市の医療機関を受診しなくてはならない事態に陥った。患者にとって地域外に通院することは大きな負担になる。そこで、常勤医の確保を目指し、病院職員や患者の家族会の関係者らで当会を発足させた。

当会では、鹿角市内の公民館や温泉施設、北は北海道から南は沖縄まで全国２７０の道の駅に、精神科の常勤医を求めるチラシを置いてもらった。そして18年４月、12年ぶりの常勤医として、県外から２人の医師が赴任してくれた。北海道内の道の駅でチラシを見たことがきっかけになるなどし、長年の活動が実を結んだようで手放しでうれしかった。

17年からは鹿角市が「テレフォン病院24」という事業を始めた。民間の医療相談会社に委託し、24時間態勢で医師や看護師らが健康に関する不安や悩みに関する電話相談に対応。患者が、医療機関を受診する必要があるかどうかを見極める。不要不急の受診を避けてもらうことで、赴任した医師の負担軽減につなげる取り組みだ。

医師に赴任してもらう一方、受け入れる私たちの側にも、医師が働きやすい環境を整える責任があると考えるからだ。

厚生労働省が19年２月、「医師偏在指標」を公表し、改めて県内の医師不足の状況が認識された。医師の偏在解消は重要な課題だ。しかし、偏在をなくせば、それでいいのかという疑問も残る。限られた医師を、地域間で引っ張り合うことになり、根本的な解決にはならないと考える。

この指標では、産科医に関しては県内で十分に確保されていることになっている。しかし、鹿角市では産科医が不足し、分娩機能が大館市立総合病院に集約されたのが現状で、十分に足りているというのはあり得ない話だ。

地域の実態を見ずに、計算式ではじき出された数字を政策に反映させるだけでは、国民の意思に沿わない行政が進むばかりだ。働いている医師の実態調査が必要だ。県には、実情をしっかり把握した上で、医師確保のための計画を立ててほしい。

◆住みよい環境づくりも

「地域で医療を支える」が、我々の運動の理念だ。医師への感謝を忘れず、医師に「住み続けたい」と感じてもらえる環境を用意できなくては、地域医療の体制を維持できない。

休日や夜間を問わず、緊急性が低いのに医療機関を利用する「コンビニ受診」が問題になっている。患者が悩み、苦しんでいることはよく分かるが、医療機関側も苦しいし、医師を派遣する大学も苦しいということを、互いに分かり合うことが、地域医療を守っていく上で重要なことだと考える。

医師を求めて

全国で下から7番目の「医師少数県」――。高齢化や若手の流出、診療科の偏在など医師確保を巡る県内の課題は多い。新型コロナウイルス感染拡大により地域医療が正念場に立たされる中、医師をどう育て、支えていくのか。医師確保の取り組みの現場を追った。

医師確保計画　114人増へ

「最大限努力はしているが、過疎地になると大変少ない」

2020年7月21日、新型コロナウイルスの感染拡大が続く中、岩手や新潟、静岡など医師不足に悩む全国の知事らが参加したオンライン会議で、佐竹知事は秋田の窮状をそう訴えた。

秋田県など12県が名を連ねる「地域医療を担う医師の確保を目指す知事の会」は、医師の充足状況が全国で下位3分の1に入る「医師少数県」で構成。この日の初会合では、医学部の定員増や新設などを国に求める提言を決議した。

「地域偏在が明確になり、危機感はより強くなっている。医師不足に悩む県同士で連携し、発言していくしかない」。会議後、県の担当者はそう力を込めた。

◇

知事らの危機感は、医師不足に対する国と地方の認識の違いと無関係ではない。

国は18年、人口減の影響で医療の需要も減るとして、40年に医師が全国で約3万5000人過剰になるとする推計結果を公表。18年の「経済財政運営と改革の基本方針（骨太の方針）」には、「将来的な医学部定員の減員に向け、医師養成数の方針について検討する」との文言が盛り込まれた。

秋田県の必要医師数

2次医療圏	医療施設従事医師数(2016年)	必要医師数(2036年)
大館・鹿角	172	266
北秋田	37	40
能代・山本	154	195
秋田周辺	1237	1230
由利本荘・にかほ	190	257
大仙・仙北	202	279
横手	186	253
湯沢・雄勝	79	114

※県の医師確保計画に基づく

一方、秋田県など地方の医師の偏在は深刻だ。

性別や年齢、労働時間などを踏まえた医師の充足状況を示す国の指標では、秋田は全国で下から7番目。県内八つの2次医療圏のうち、秋田市と2市3町1村でつくる「秋田周辺」を除く7医療圏が「医師少数区域」となっている。

県内では19年、上小阿仁村で村内唯一の診療所の医師がインフルエンザにかかり、代役のいない中で診察を行わずに処方箋を発行してしまう事態があったほか、鹿角市などでは産科医不足で地元でお産ができない状況が続いている。同市に12年がかりで精神科医を呼び込むことに成功した市民団体の鈴木土身さん(67)(由利本荘市)は「地域の『医師の取り合い』では問題の根本的な解決にならない。医師の絶対数を増やさなくてはいけない」と指摘する。

◇

県は20年3月、23年の県全体の医師数を16年比で114人多い2371人にすることを掲げた「医師確保計画」を策定した。県内に医師を呼び込むため、医学生や研修医のキャリア形成に向けた指導体制の強化や、医師の働きやすい環境作りなどを掲げる。

県健康福祉部の佐々木薫部長は「医師確保は人口減対策とも通じるところがある。大学や医師会と連携しながら『オール秋田』で対策を講じる必要がある」と話す。

人口減の中で先細りする地域医療をどう存続させていくか。地域の総合力が問われることになる。

研修医に手厚く指導

「腹腔内に液体貯留がありそうです。大動脈瘤と思われる腫瘤があります」

2020年1月下旬の由利本荘市。地域の中核病院である由利組合総合病院の一室で、濃紺のスクラブをまとった研修医が緊張感をはらんだ声で伝えると、指導医は大きくうなずいた。

この日、行われていたのは県内の医師をサポートするあきた医師総合支援センター主催の救急エコーセミナー。医師生活をスタートして間もない臨床研修医の支援の一環で、秋田大の医師らが地域の病院に「出張」し、男女6人を指導した。若手医師は夜間当直で救急患者に対応するこ

県内臨床研修医のマッチング率の推移

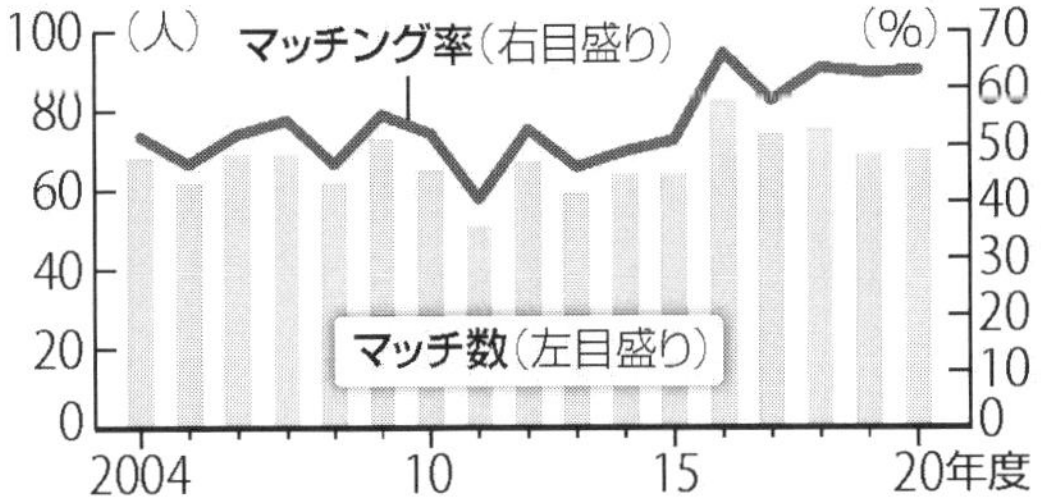

※県医療人材対策室への取材に基づく

ともしばしば。6人は真剣な表情で講義を聞き、模擬患者のエコー検査や人体型シミュレーターを使った診療を体験した。

指導した秋田大医学部付属病院の守時由起特任准教授（50）は「エコー検査は患者を診る際に欠かせない検査。臨床現場で幅広く役立つ知識と技術を学んでもらい、医師としての土台作りをサポートしたい」とする。

◇

医師免許取得後に医療機関で臨床をスタートする臨床研修医は、かつては大学の「医局」に所属し、地域の病院で臨床経験を積むケースが多かった。だが、04年、全国の病院から研修先を自由に選べる「新医師臨床研修制度」が導入され、都市部の病院を選択する医師が増加。「地方ではキャリアを積みにくい」などのイメージから、制度は地方の医師不足が加速する一因になったとされる。

医学生が県内の病院を研修先として選び、マッチする割合（マッチング率）は制度が始まった初年度から4～5割で推移。20年度は63・1％（定員111人）と健闘したが、医師臨床研修マッチング協議会によると、大阪府95・9％（同637人）、東京都93・5％（同1436人）など都市部には及ばないのが現状だ。

県や研修を受け入れる病院の担当者は「研修医数の少ない秋田だからこそ一人一人に手厚く指導でき、多様な経験が積める」と地方の勤務をアピール。東京や大阪、仙台など各地の説明会に足を運び、卒業間際の医学生に魅力を訴えている。

◇

全国有数のシミュレーション機材をそろえた「あきた医師総合支援センター」は、研修医らの地方でのキャリア形成の悩みに応えるため、県と秋田大が13年4月に設置。従来は現場へ出て実践するしかなかった手技の訓練をサポートするほか、女性医師の交流会など生活面でも医師を支えている。

同センターの中山勝敏センター長（57）は「働きたいと思える環境ができれば、県内のマッチング率をさらに高められる余地はある。秋田で技量を磨き、活躍してもらうためにも、卒前・卒後、そしてプロと、各段階を継ぎ目なくキャリアを歩めるように全力で支援していきたい」と話している。

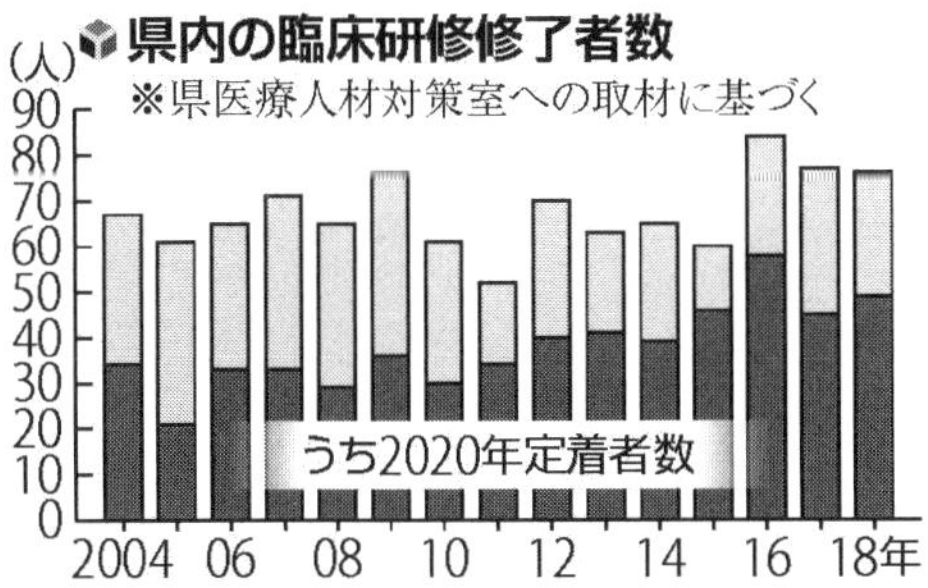

専門医望み　県外流出

2年間の臨床研修を終えた医師の2人に1人は県外の医療機関に移ってしまう――。医師確保のためには若手、中堅医師の県内定着がカギとなるものの、その流出は深刻だ。

県医療人材対策室によると、2004～18年に県内病院で臨床研修を開始し、修了した医師は計1013人。このうち20年まで県内に残っていたのは56・1%にあたる568人にすぎない。

県内では全国的な潮流とたがわず、基本的な診療科である内科医や外科医も減少に直面。厚生労働省の調査によると、18年の内科医数は810人で20年前の98・2%に微減。外科医数は219人で20年前の92・4%に落ち込んだ。

このままでは20年後の地域医療はどうなるのか。19年8月に病院や行政関係者を集めた県医師会主催の会合で、秋田大医学部付属病院の南谷佳弘病院長（58）は強い危機感をにじませた。

「強く魅力的な医療機関をつくらないと、専門医（の資格）をとるために若い医師が逃げていくんじゃないかと非常に危惧している」

◇

県外流出を加速させると懸念される要因の一つが、18年に始まった新専門医制度だ。認定には専門研修プログラムのある病院で研修を受け、一定の症例経験を積むことが必要なため、若い医師は体制の整った大病院や特定分野にすぐれた病院を求めるからだ。

県内では、秋田大医学部付属病院を中心に50項目近いプログラムが用意され、「技術的な水準は都会にもひけをとらない」（県医師会幹部）ものの、高齢人口さえ減少する中で患者が分散し、十分な症例数を集められなくなる可能性があるほか、より専門的な診療科によっては地域の病院に指導医がいない事態もある。このため、医師不足の地域で一定期間働くことが義務づけられている地域枠入学の医師が、地域へ出られないケースも発生しているという。

従来、医師3年目の県内定着率は7～9割で推移していたが、制度開始後は5～6割に落ち込んだ。ある医師は「専門医を見すえて、臨床研修先として県内を選ばない人が出てくる可能性もある」と嘆く。

◇

■県内高校卒業生における医学部医学科進学者数

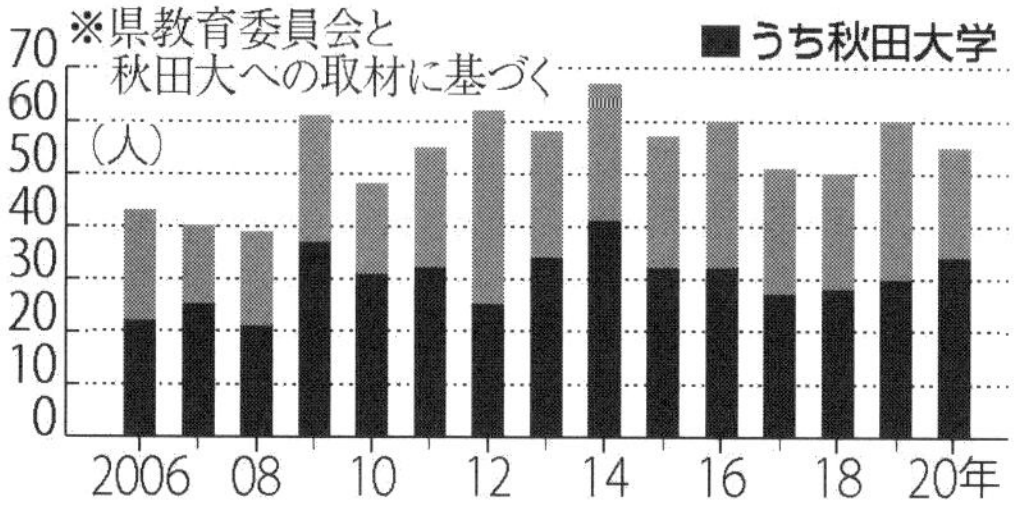

地域医療を担いながら若い医師が学べる環境を整えるため、県が医師確保計画に盛り込んだのが地域の病院の「教育・指導の拠点化」だ。秋田大によると、同大から指導医を拠点病院に派遣し、従来は大学病院でしか学べなかった様々な診療科の研修を秋田市外でも受けられるようにする構想だ。南谷病院長は「派遣された指導医側も、キャリアが途切れない仕組みになれば意欲が維持されるはず」と期待する。

県医療人材対策室の元野隆史室長は「大学と地域の医療機関を循環しながら研さんを積める仕組みをつくり、若手医師にとって魅力ある環境作りに努めたい」としている。

高校生に育成セミナー

県内の医師確保に明るい兆しがないわけではない。医学部を志す高校生が徐々に増えているのだ。県教育委員会によると、県内高校出身の医学部医学科の進学者数は、２０００年の42人から20年には約１・３倍の55人に増加。以前は20人程度だった秋田大への進学者が30人程度に増えている。

呼び水となったのは、06年度から県が導入した地元の医療を支える医学生を支援する「地域枠制度」だ。制度では入学料や原則6年間の修学資金を貸与。卒業後9年間を県内の医療機関で勤務すれば返済が免除される。うち4年間は知事が指定する医療機関で働く必要があり、県内の医師少数区域を支える貴重な人材として期待されている。

制度を利用する医師は年々増加し、23年度には249人になる予定。県は同年度に医師少数区域で勤務する医師を75人と見込む。

◇

県医療人材対策室の担当者は「臨床研修、専門研修とステージが上がるほど、秋田にゆかりのない人に来てもらうハードルは高くなる」と明かす。同室によると、20年に県内で臨床研修を修了した76人のうち県内出身者は8割超が県内に定着しているが、県外出身者は約半数が県外へ出た。医学生・研修医向けの説明会に参加した経験がある医師は「地元出身者は仮に中央の大学や研修先へ進んでも、親のことを考えて秋田県での医師像を考えている人はいる」と話す。

ポイントは、いかに早い段階から医師へのすそ野を広げられるか。そのため、将来的に県内の地域医療を支えてくれる高校生の育成に向けたセミナーを開く病院は少なくない。

大館市立総合病院では医師体験や院内見学などを行うセミナーを開催。中通総合病院（秋田市）も20年にわたって一日医師体験を行っており、医師の講演や模擬内視鏡検査などの体験を通じて「チーム医療」の大切さを伝えている。

◇

ただ、そうした取り組みも、まだ十分とは言えない。

「県内の医学部進学者をさらに増やさないと、秋田県に残る医師が減るのではないか」「地域の拠点病院で高校生向けの職業体験をもっとやるべきだ」。19年8月に秋田市内で開かれた県の医師確保計画を策定するための専門部会では、病院関係者からそんな声が相次いだ。

県内の医師の平均年齢は50・8歳（18年）、60歳以上の占める割合は30・1％に上る。医師を目指す多くの学生を受け入れてきた秋田大の尾野恭一医学部長（61）は「人口減や高齢化が進む中、秋田の高校生は意欲を持ち、頑張っている。医療人としてしっかり育成した上で、県内できちんと活躍できる場も用意していかなければならない」と話している。

女性活躍へ環境整備を

「かつては出産後に1年間の産休・育休を取るということも言えない雰囲気だった」。県内の病院に勤務する40歳代の女性医師はそう振り返る。

女性医師は、専門性を深めるために臨床に打ち込む20～30歳代に結婚や出産など人生の転機を迎える人も多い。この医師は「医学界ではどうしても休まざるを得ない状況でも、それがキャリアを進めていく上でマイナスになってきた歴史がある」と明かす。

県医師確保計画によると、県内の女性医師数は465人（2018年）で県全体の19・3％。258人だった2000年から約1・8倍に増加し、医師総数に占める割合も7・3ポイント上昇した。秋田大によると、14～18年度の医学部医学科卒業生計602人のうち、女性は253人で4割を占める。

今後も女性医師が増えることが期待される中、医師偏在を解消するには、女性医師が活躍できる環境を整えていくことが欠かせない。

◇

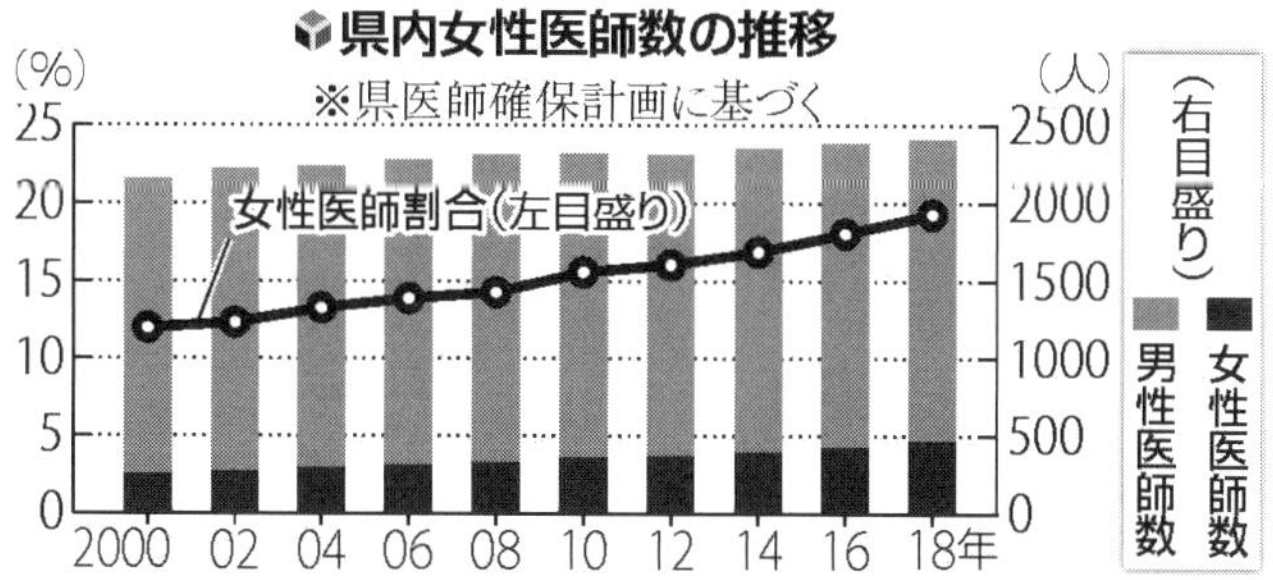

女性医師の働く環境はこの10年で改善が進んだ。
県医師会が09～18年に実施したアンケート調査によると、当直や夜間の呼び出しについて「免除可能」な病院はそれぞれ25病院から43病院、31病院から55病院へと増加。特定の医師に負荷が偏らないよう1人の患者に複数の医師で対応する「複数担当医制」を「導入している」と回答した病院も、13病院から32病院へと約2・5倍に増えた。
一方で、院内保育施設については回答病院（59病院）の約6割が18年時点でも「ない」とし、女性医師の休憩室や当直室は半数以上の病院が「整備なし」とした。県医師会男女共同参画委員会委員長の榎真美子医師（47）は「医療機関のスペースやコストの問題もあるが、整備の必要性は引き続き説明していく必要がある」と指摘する。

◇

女性医師のキャリア継続には、職場での「アンコンシャス・バイアス（無意識な偏見）」の問題もある。「小さな子どもがいて大変だろうから、外来患者だけ診させる」などの過度な対応のことだ。

そんな現状を改善し女性医師が気兼ねなく働き続けられるよう、県医師会は出産・育児の相談窓口（０１８・８３３・７４０１）を設置。地域の保育サービスに関する相談や、一度現場を離れた際の再就業や復職研修などに関する相談を医師らが受け付けている。

秋田大では20年2月、医療の現場を支える女性中堅医師らが職場の偏見を巡り意見交換し、苦しい胸の内を明かし合った。支援制度の拡充や職場の理解など様々な課題がある中、女性医師が活躍できる環境をどう作り出していくか。担当した同大医学部付属病院の岡崎三枝子特任講師（48）は言う。

「必要に応じて自分で支援を選びながらキャリアを続けていけることが重要。支援を『する、される』の2極構造で考えるのではなく、皆が持つ性差に関する思い込みを正しく知り、声を掛け合いながら、課題を乗り越えていく時だ」

地域医療

「再編」の波紋

再編・統合の検討が必要な公立・公的病院として、厚生労働省は全国400か所以上を名指しで公表した。県内でも5病院が挙げられ、医療関係者の間では「都市部と地方を同じ土俵で考えた『現場なき』線引きだ」との不満が渦巻く。ただ、全国でも最悪のペースで進む人口減に伴い、患者も減って収入は減少。医療提供体制は今、見直しを迫られている。経営環境が厳しさを増す中、県民の命と健康を守る体制をいかに維持していくべきか。答えを求めて模索を続ける現場から、地域医療の在り方を問う。

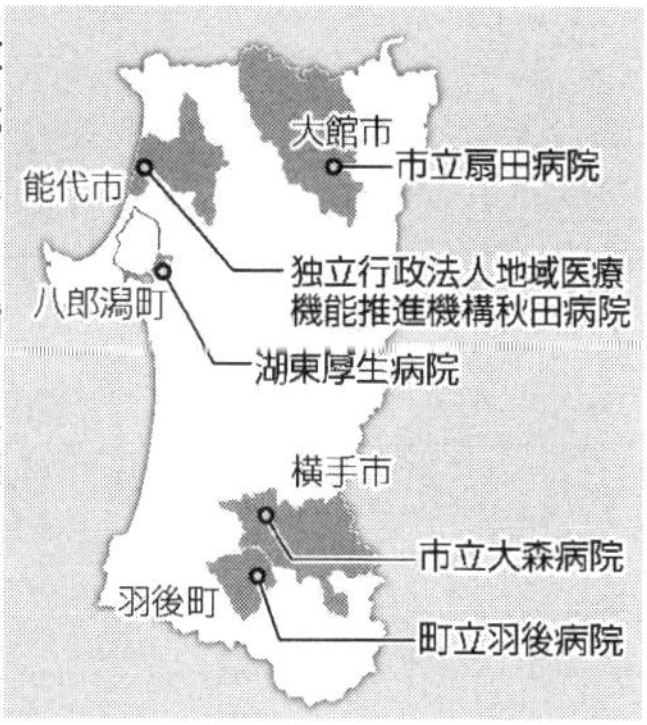

厚生労働省に名指しで公表された5病院

「都市と同じ土俵」不満

厚労省に名指しされた県内5病院の一つが、横手市の市立大森病院。2019年9月26日の公表内容を報じる新聞に躍る「再編」の見出しに、地元では激震が走った。

「地域の宝をなんだと思っているんだ」——。同病院の患者の一人、同市大森地区に暮らす成田浩さん（88）は紙面を持つ手が怒りでうち震えたという。

同地区から公共交通機関で市中心部の病院まで通うには1日がかりとなる。地区の住民にとって、同病院は「宝」と呼ぶほど敬意を抱く存在。成田さんは「移動に時間のかかる冬場のことも考えていない」と、都市部と中山間地が「十把一からげ」に論じられることに、理不尽さを感じている。

同病院は、内科や整形外科など13診療科目を掲げる同市西部の医療の要だ。骨折や肺炎など、比較的程度の軽い急性期患者の入院治療のほか、風邪などの外来診療、訪問診療などの1次医療も担っている。

ところが、厚労省の公表で、分析の対象となったのはがんや心血管疾患、脳卒中、救急医療など限られた9項目の診療実績や、車で20分以内の距離に類似の実績を持つ病院があるかという地理性だった。

「名指し公表」から間もなく、成田さんら同地区有志は「市立大森病院を守る市民の会」を結成。隣接する雄物川、大雄の両地区の住民らにも支援を呼びかけて署名活動を展開した。1週間で集まった署名は1037筆。19年10月23日、同病院存続を求める陳情書と合わせ、市に提出した。

厚労省の公表には、地域に必要な病床数を推計した「地域医療構想」を進めたい思惑が透ける。高齢化の進行に伴い、膨張する医療費を抑制するのが狙いの一つだ。これに対し、全国でも自治体や住民らが慎重な構えを示す動きがあり、議論は難航しているのが現状だ。

都市部など民間病院と公立・公的病院が競合する地域では、公立・公的病院に対して多額の税金が投入されていることを背景に「民業圧迫」との批判の声がある。ただ、人口減の著しい県内では患者数も減少しており、民間の新規参入は見込めない。地域の公立・公的な中小病院が1次医療も担っており、万が一、これらの病院がなくなれば、代わりの受け皿となる近隣の病院がパンクする懸念がある。さらに、急性期患者が回復した際の受け入れ先がなくなることも見込まれる。

「中山間地では民間との競合はあり得ない」。全国自治体病院協議会・中小病院委員会長の小野剛・大森病院長は、地域の現実を踏まえ、そう指摘する。

医師の高齢化や後継難で開業医が減り、地域の1次医療を担う〝防波堤〟が崩れかけている現状に、小野院長は「中小病院が『ゲートキーパー』の役割を果たしている。都市部と田舎を同じ土俵で考えるべきなのだろうか」と話す。中小病院が苦慮する医師や看護師の確保に悪影響を与えた側面もあり、「名指し公表」というやり方に疑問を投げかけている。

「見直し必要」共通認識

厚生労働省の「名指し公表」に衝撃を受けた県内の医療関係者ら。「患者らの不安を、いたずらにあおった」などとして、そのやり方を批判しつつも、「医療提供体制が今のままでいいわけではない」というのが多くの共通認識だ。

「いつかは私たちも、病院あるいは医師の数が適切なのか考えるべきだろう」――。２０１９年10月12日、秋田市内のホテルで県病院協会（当時県内64病院加盟）が開いた会合。出席した約１３０人の医療関係者を前に、小棚木均会長は語った。

小棚木会長は「名指しされた5病院は、なくてはならない病院。患者には動揺があったかもしれないが、今すぐ病院の再編や統合といった話にはならない」と強調。しかし、人口減が急速に進む県内で、医療提供体制の在り方を見つめ直す姿勢が欠かせないということも説明するのを忘れなかった。

背景には、厳しさを増す県内の医療を巡る情勢がある。厚労省が掲げた「地域医療構想」は、１９４７～49年に生まれた、いわゆる「団塊の世代」が、後期高齢者（75歳以上）となる２０２５年を見据える。しかし、人口減の〝トップランナー〟である本県は、それより5年早い20年に高齢者（65歳以上）人口がピークとなり、その後は減少に転じる見込みだ。

近い将来やってくる〝超人口減社会〟において、医療ニーズの低下は火を見るよりも明らか。県医師会の推計によると、40年には1日当たりの入院患者数が、17年と比べ約1400人、外来患者数は同約1万500人、減少するという。

こうした将来を前に、限られた人的・物的な医療資源をいかにして効率的に回していけるか、その方策づくりが問われている。

同会は2019年春、20年先をにらみ、関係機関を挙げて新たな医療提供体制の在り方を考えるためのたたき台となる全体構想をまとめた。構想では、「専門医・医療従事者の配置、高度な医療機器の整備などを考えると、急性期機能の分散配置は物理的にも困難」と指摘した上で、「地域のニーズとミスマッチが生じないよう、人口減を前提とした医療提供」が必要と提言している。

県内で中核的な役割を果たしている9病院を運営するJA秋田厚生連も19年3月、19〜25年度の病院運営についての「長期ビジョン」をまとめた。「一般外来を縮小し、入院を中心とする専門性の高い医療の拡充を図る」「病床稼働率が継続的に低調である場合は病棟再編や病床の削減・休止を速やかに検討・実施する」といった項目を立て、地域の実情を踏まえた病床の機能・規模の適正化を進める方針を示している。

厚労省は、「再検証」を要請した病院について、20年9月までに結論を出すよう求めている。

県医務薬事課は「民間病院が少ない県内では公立・公的病院が『最後の砦』」と強調する一方、「人口が減る中、今の規模のまま、何十年間と続けられるわけではないという共通認識がある。地域の実情を踏まえて、5病院に限らず、あるべき医療体制について冷静に議論を進めていきたい」としている。

中小病院 大森から

診療所の医師の高齢化や後継者不足にともない、中山間地域で中小の公立病院の果たす役割が変化しつつある。「在宅医療」や「医療介護連携」、「予防医療」など診療所が担ってきた分野を支えているのだ。医療、介護、生活支援などを一体的に行う「地域包括ケアシステム」の拠点として知られる横手市の市立大森病院を舞台に現状を探る。

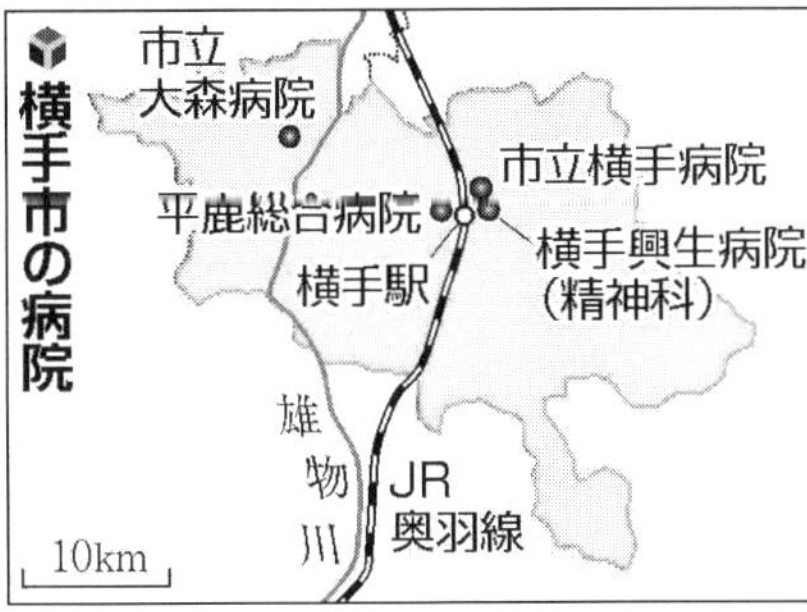

市立大森病院

1959年、旧大森町の町立病院として設立。98年、現在と同じ一般病床100床、療養病床50床の体制になった。中山間地域の多い横手市西部で唯一の病院。内科や整形外科など13診療科を掲げ、常勤医11人と、秋田大などから派遣される非常勤医が診察にあたる。

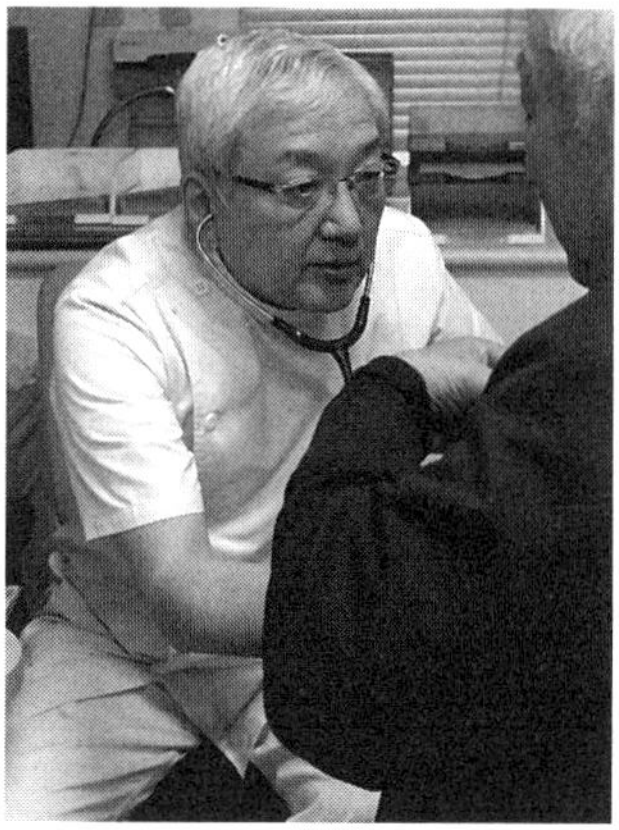

市立大森病院
小野剛院長

中山間地の駆け込み寺

２０２０年1月中旬の昼下がり、雪の積もった田んぼが広がる横手市西部の大雄地区。30世帯ほどの集落にある民家の前に１台の白い乗用車が止まった。

「こんにちは。病院です」。訪問診療に訪れた市立大森病院の小野剛院長(62)が「正月はどうだった？　元気かい」と声をかけると、ベッドに横たわる男性(77)はわずかにほほえんだ。

男性は5年ほど前に脳梗塞を患った。小野院長が心音や血圧、脈拍をチェックし、家族に最近の状況を聞いていく。胃ろうで食事を取る男性がおなかを壊さないよう、妻(67)は冬になると、毎食栄養剤を温めているという。そんな心遣いをいたわりながら、男性に大きな異常がないことを確認。「これから寒くなるから気をつけてな」。そう言って車で次の患者の元へと向かう小野院長を、妻は深々と頭を下げて見送った。

◇

大森病院では、小野院長を中心に内科医らが訪問診療にあたる。小野院長は通常、午前9時から約40～80人の外来患者を診察し、午後3時過ぎからは大森、大雄、雄物川の3地区の患者宅を2、3軒訪問する。それでも「今年の冬は楽なもん。例年は吹雪で前が見えず、移動に倍の時間がかかることもざらですから」と小野院長。その表情には地域の医療を支えているという自負がにじむ。

訪問診療や往診などの在宅医療は、患者の急変に備えて24時間対応できる態勢を整えなければならない。大森病院のような200床未満の「中小病院」の重要性が増すのは、高齢化や後継者不足に悩む地域の診療所がそうした医療を担えなくなってきたためだ。

◇

県医師会の16年度の調査では、回答があった377診療所のうち、院長の年齢が60歳以上の施設は208か所。このうち「継承の予定・めどがある」としたのは52か所（25％）にとどまり、「継承は困難・継承しない」「継承するかわからない」が計約7割を占めた。08年度以降、県内では計59か所の診療所が新規開設されたが、半数近くは秋田市内で、横手市内は6か所にとどまる。

県内の公立病院の経常損益（2018年度）

秋田市	秋田総合病院	122606
横手市	横手病院	142734
	大森病院	▼37024
大館市	総合病院	▼263718
	扇田病院	▼8929
男鹿市	男鹿みなと市民病院	▼12942
大仙市	大曲病院	29537
北秋田市	北秋田市民病院	▼313906
仙北市	田沢湖病院	244
	角館総合病院	▼389077
羽後町	羽後病院	158

※単位は千円。市町村公営企業概要などに基づく。▼は赤字

中山間地域でまちの診療所の〝堤防〟が崩れかける中、中小病院が専門的な治療や入院の必要な患者を中核病院へつなぎ、地域に戻ってきた患者の受け皿としての役割も担う必要が高まっている。「医療にせよ、介護にせよ、地域の『駆け込み寺』としてあり続けないといけない」。20年以上にわたり大森の地で医療を支えてきた小野院長の胸にはそんな思いが強くなっている。

ニーズに応え患者増

「去年も泣かなかったもんね。今年も楽勝だ」。２０１９年12月上旬のある日の夕方、医師が優しく問診しながら、子どもたちにインフルエンザの予防接種を施していた。横手市の市立大森病院で午後５～７時に行われている「夕暮れ診療」の一場面だ。

前身の町立大森病院が、当時としては画期的だった夕方の診療を始めたのは１９９７年６月。前年に着任した小野剛院長（62）が、同市中心部や大仙市に通勤する会社員や学生らが地元の大森病院を受診していない状況に着目した。「患者に来てもらわないと病院経営は成り立たない」。

市立大森病院の患者数と医業収支比率

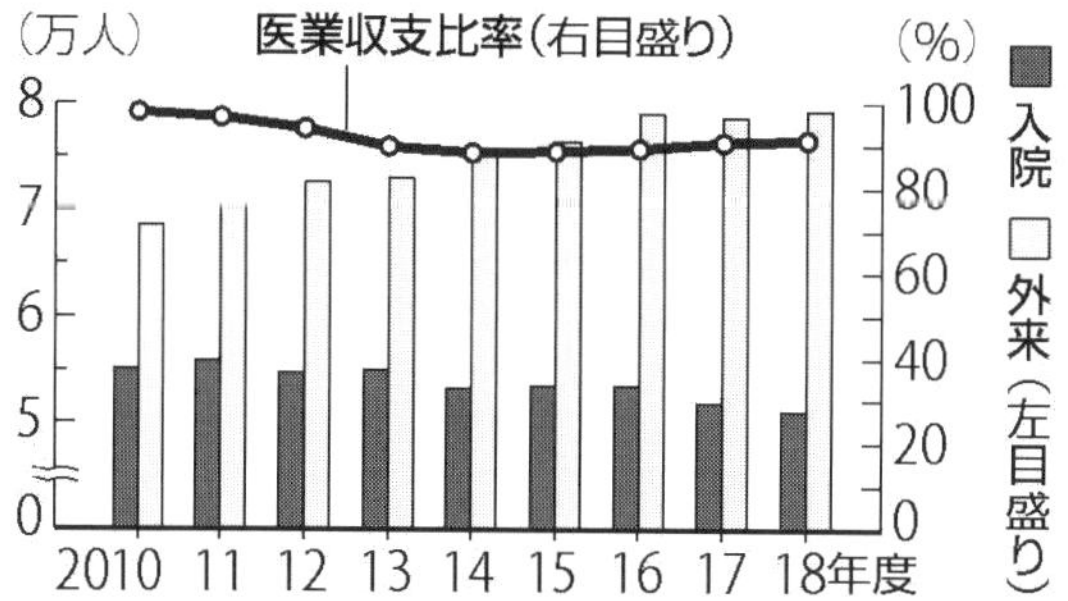

※病院への取材に基づく

医師や看護師、検査技師や会計係などをそろえて日中と同じ態勢を組んだところ、患者の受診が増えた。

近年は減少したものの、今も年間約３５００人の利用がある。小野院長は「ニーズがある限りやめるわけにはいかない」と話す。

◇

ただ、医療現場がこうした努力を続けても自治体病院を巡る財政状況は厳しい。

県の市町村公営企業概要などによると、県内11の公立病院のうち、18年度の経常損益で黒字だったのは市立秋田総合病院（秋田市）や市立横手病院（横手市）など5病院。大森病院は、医療収益で人件費や材料費などをどの程度まかなえるかを示す「医業収支比率」（18年度）が前年度比０・６ポイント増の91・３％と県内でも高水準だが、それでも12〜18年度の７年連続で赤字となった。

人件費の増加や、最新の治療に必要な大型医療機器や電子カルテの導入・更新などが響いているといい、小野院長は「自治体病院はどこも厳しく、赤字を避ける工夫が求められている」と話す。

◇

限られた人やカネの中で、地域住民のニーズにどう応えるか。大森病院が力を入れるのが予防医療だ。

秋田大高齢者医療先端研究センターなどと認知症予防を巡る共同研究に参加。住民の健康志向の高まりを受けて、09年度には人間ドック・健診センターを新設した。「自治体病院だからこそ」と他の病院に比べて低価格の受診料が人気で、18年度の利用者数（日帰りと宿泊）は計１０９８人に上る。日帰りは1年先まで予約がほぼ埋まっているという。

予防医療への取り組みは病院の信頼感にもつながっており、１日あたりの平均外来患者数は10年前から約１・2倍に増加した。「人間と人間の商売ですから、結局最後は心。丁寧に親切に対応して心を打たれた人は患者さんとして来てくれる」。着任以来ずっと、小野院長のモットーは「心のこもったあたたかい医療サービス」だ。

高齢者ケア　支える砦

横手市の市立大森病院が地域で果たしている役割は医療だけではない。「虐待が疑われるケースが確認された」

2020年1月下旬、同病院に併設された大森町高齢者等保健福祉センターの一室。市や周辺施設の関係者ら18人が集まる「地域ケア会議」で、病院のケースワーカーがそう告げた。入院していた高齢女性は自分では虐待を認めないものの、体にあざが残り、退院日に「家に帰りたくない」と訴えていた。

医師やケアマネジャーら様々な職種や立場の人が参加する同会議では、時には高齢者虐待の対応を検討することもある。女性は入院費の支払いが滞り、民間の介護施設での受け入れは難しい状況だったが、小野剛院長（62）は「対応困難なケースに対応できなければ、市直営の意味が薄らいでくる」と指摘。市営の高齢者施設への入所を要請し、女性はその後、入所が決まった。

市西部地域包括支援センターの長谷山久子・主任介護支援専門員（60）は「小野院長からは問題の背景にまで気を配った指摘をもらえるので、いつも参考にしている」と話す。

◇

高齢者が住み慣れた地域で生活が続けられるよう、適切なサービスを受けられているか――。医療、介護、生活支援などに複合的に対応する

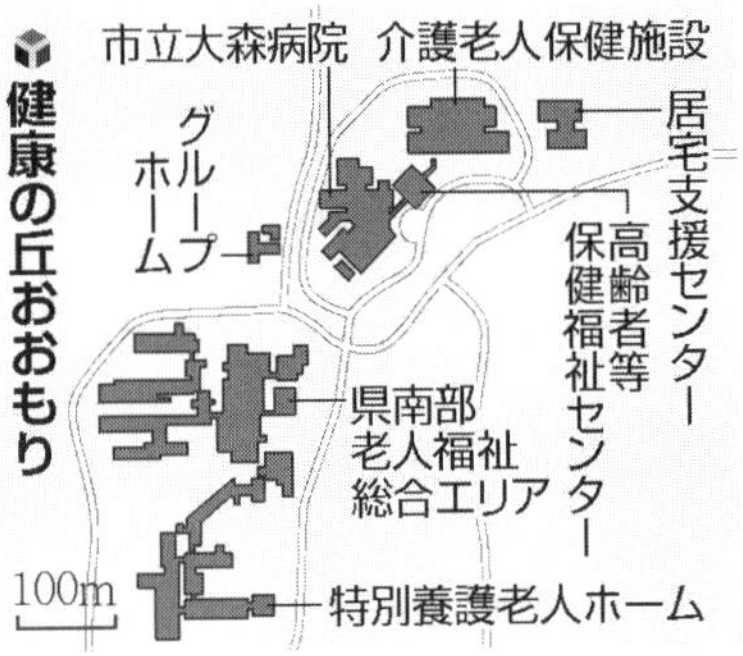

「地域包括ケアシステム」の中で、大森病院が果たしてきた役割は大きい。市西部の大森地区は元々、「地域包括ケア」の先進地域として全国から注目されてきた。

旧大森町は１９９８年、病院を中心に、特別養護老人ホーム、家庭への自立復帰を支援する老人保健施設、住民の健康を管理する高齢者等保健福祉センターを配置した総合施設「健康の丘おおもり」を開設。居宅支援センターや民間のグループホームなども整備され、医療とその後のケアを切れ間なく提供する態勢を組んできた。

そのノウハウを学ぼうとこの10年で大森病院に視察に訪れた自治体や医療の関係者は埼玉、宮城、三重など全国から47団体計約４６０人に上る。大森地区で暮らし、大森病院の患者の一人でもある成田浩さん（88）は「年をとっても安心して暮らすことができる。大森は高齢者にとってユートピアだ」と話す。

◇

２０１９年９月、厚生労働省が公表した「再編・統合の検討が必要な公立・公的病院」の一つに大森病院も挙げられた。

横手市の高橋大市長（43）は「地域の消滅と大森病院の消滅はセット

といっても過言ではない」と反発。本格的な人口減少時代を迎える中、同病院の行方が地域医療のあり方に大きく関わってくるのは間違いない。「我々は地域に密着し、住民と一番近いところで医療をやっている。地域の最後の砦として踏ん張らなくてはいけない」。小野院長の決意は強まっている。

3・11そのとき

東日本大震災は、地域医療の課題も浮き彫りにした。震災では秋田から多くの医療チームが太平洋沿岸部に駆けつけ、県内でも医療提供体制の維持のために関係者が奔走した。県内で地域医療に携わる人々は未曽有の大規模災害とどう向き合ったのか。当時を振り返ってもらいながら、震災が残した課題と教訓を考える。

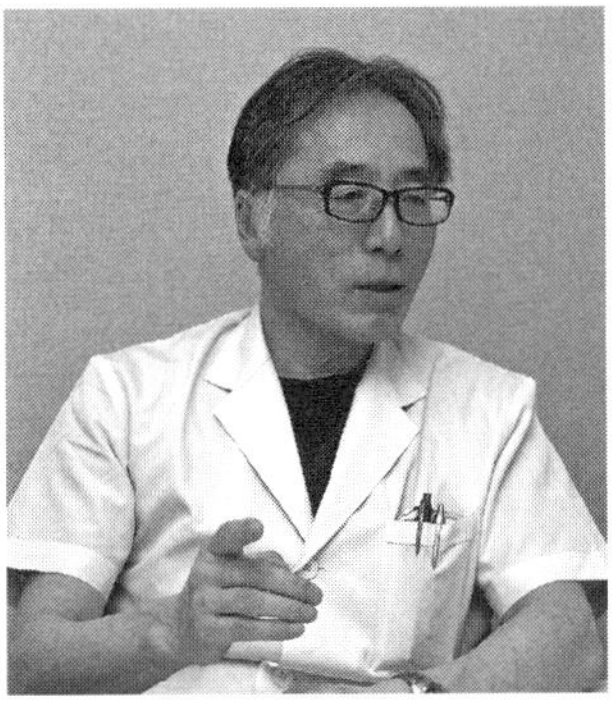
震災発生直後に現地入りした藤田さん

避難所巡回 自ら処方箋

秋田赤十字病院救命救急センター長
藤田 康雄さん

〈藤田医師は秋田赤十字病院からＤＭＡＴ（災害派遣医療チーム）を率い、医療機関が壊滅的な被害を受けた岩手県陸前高田市に入った。救護所を設置し、日本赤十字社の医療救護班として断続的に約１か月にわたって約60か所ある避難所の巡回診療に当たった〉

◇

２０１１年３月11日、テレビを見ると震源は太平洋側。私は当時から救命救急センター長を務めている病院で、資機材の破損状況や医療設備の電源状況を急いで確認し、すぐに救護班派遣の検討に入った。被害状況は全く分からなかったが、「状況が分かるまでの間に現地へ近づこう」と出動を決定した。

00年の北海道・有珠山噴火、04年の新潟県中越地震で出動経験のあった私が指揮をとることになり、医師、看護師、薬剤師、事務職員ら８人でチームを編成した。このうち４人が災害急性期に活動するための訓練を受けたＤＭＡＴの隊員だ。

DMAT隊員数3倍

県内のDMAT隊員数は東日本大震災前と比較すると約3倍に増えた。

医師や看護師、業務調整員ら原則4人で構成され、大規模災害や多数の傷病者が出た事故などの現場に発生直後の急性期（おおむね48時間以内）に駆けつけ、治療を行う。厚生労働省が阪神大震災での初期医療体制の遅れを教訓に2005年に発足させた。隊員となるには独立行政法人国立病院機構災害医療センター（東京都）などで研修を受ける必要がある。

県内の隊員数は東日本大震災前の10年4月に8病院55人だったが、19年4月には15病院160人に増えた。県医務薬事課は「災害時に必要な人数はおおむね確保されているが、現状で十分とすることなく引き続き各病院に隊員確保の協力をお願いしていく」としている。

2トントラックにテントや発電機、簡易ベッドを積み込み、チームが病院を出発したのは午後5時。雪が降る悪天候の中、停電の影響で信号すらともらず、辺りはすでに真っ暗だった。

隆起した道を跳ねながら走る車内で、衛星電話で現地の知り合いに片っ端から電話をかけて情報を集めた。3000人以上が亡くなった宮城県石巻市の医師から惨状を聞いたとき、背筋が寒くなった。「津波の後は、全く無事だった人か、亡くなった人かのどちらかだけだ」。けがの治療にあたることはないかもしれない、と直感した。

陸前高田市に着いたのは12日昼。高台にある中学校に救護所を設置し、そこを拠点に約60か所ある避難所の巡回診療を担った。

現地では高齢患者の高血圧や糖尿病の薬が不足していた。被災後の極度のストレス状態にある中で、迅速な対応が欠かせなかった。

ただ、市内の医療機関は津波による浸水で壊滅状態。病院機能がマヒした県立高田病院に協力を求め、避難所を巡回していた自分が同病院の名前で院外処方箋を発行するという異例の手法を取った。当初は所属していない病院の名前を借りて処方箋を出すことを問題視する声もあったが、目の前の患者に最善の策をとるため、院長も「可能な限り協力する」

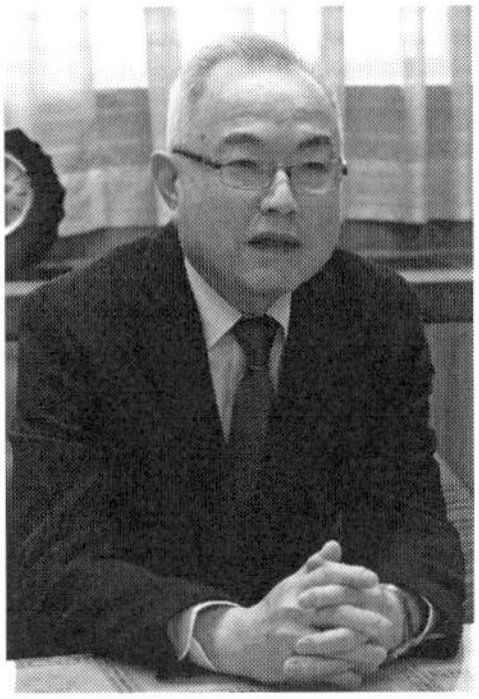
秋田県災害医療対策本部で指揮を執った高橋さん

と応じてくれた。

災害時に問われるのは、リーダーが的確に状況を把握し、素早く判断することだ。そのためには現地の医療機関や行政の責任者と会い、支援が独りよがりにならないよう、現地の要望に応えるために調整する作業も欠かせない。「想定外」とはできなかった人のいいわけに過ぎないと、常に自分に言い聞かせている。

県医務薬事課長（当時）
高橋　勝弘さん

停電、燃料不足に危機感

〈高橋さんは東日本大震災当時に県医務薬事課長を務めていた。発生直後に県の災害医療対応の司令塔となる「県災害医療対策本部」が県庁第2庁舎4階に設置され、県内の医療体制の維持に向けて責任者として指揮を執った〉

◇

県内はすでに全域で停電していた。本部のある第2庁舎には非常用電源が整備されているものの、本庁舎から向かう地下通路は真っ暗で、エレベーターも動かない。資料を本部に持ち込むため、地下2階から6階

事業継続計画 策定進まず

東日本大震災で一部の病院で治療制限を余儀なくされたことを教訓に、県は高齢者向けの医薬品の備蓄を増やし、医薬品などの輸送車両は交通規制区間を走行できるようになった。

ただ、県内の病院では、災害時などに業務を早期に復旧するための手順などを定めた「事業継続計画（BCP）」の策定が進んでいない。2018年12月の県の調査（全69病院中55病院が回答）によると、計画策定済みは「災害拠点病院」全14病院を含めた22病院で、33病院が未策定だった。また、自家発電機を整備していないのは7病院、給水設備を保有していないのも3病院あった。

18年の西日本豪雨や北海道胆振東部地震では、大規模な断水や停電が医療活動の妨げとなった。病院が業務を中断すれば患者への影響は大きく、一刻も早い対応が求められる。

分の階段を懐中電灯で照らしながら何度も往復したのを今でも覚えている。自宅にきちんと帰れたのは発生後1週間あまりが過ぎた19日。文句も言わずに対応に当たってくれた課員には感謝しかない。

まず最初に行ったのは県内の医療機関の被害状況の調査だった。県内に600以上ある診療所に保健所を通じて調査を依頼し、全75病院に対しては課員4、5人で手分けして電話連絡を試みた。停電のため連絡が取れない病院も多く、全ての状況を把握できたのは発生後3日ほどたってからだったと思う。

各病院からは様々なトラブルが報告された。停電による暖房の停止、スプリンクラーの破損、人工呼吸器用の燃料不足、貯水槽の水量不足……。あの年は3月にもかかわらず寒い天候が続いていた。停電が長期化することを懸念して、重油や軽油などの燃料切れを心配する声も多かった。自家発電装置が作動しない病院もあり、24時間態勢で診療にあたる「救急告示病院」に指定された28病院中5病院が救急患者の受け入れを一時制限する事態になった。

停電は12日夜には県内全域で復旧したものの、医療用品や医薬品の枯渇への心配は長く続いた。交通網の遮断や県外の卸業者が被災した影響

県内の災害拠点病院　※2020年3月1日現在

秋田市	秋田大医学部付属病院
	秋田厚生医療センター
	秋田赤十字病院
	県立循環器・脳脊髄センター
	市立秋田総合病院
能代市	能代厚生医療センター
横手市	平鹿総合病院
大館市	大館市立総合病院
湯沢市	雄勝中央病院
鹿角市	かづの厚生病院
由利本荘市	由利組合総合病院
大仙市	大曲厚生医療センター
北秋田市	北秋田市民病院
仙北市	市立角館総合病院

で、手袋やメス、麻酔薬、レントゲン用のフィルムなどの医療用品の確保の見通しが立たず、病院では緊急以外の手術や一部の治療が制限されることもあった。複数の供給ルートの確保や医療関係車両を優先通行させる対策が課題として浮かび上がった。

また、情報収集も課題だ。医療機関の被災状況を確認する手段としては、インターネットで情報が共有できる国の広域災害救急医療情報システム（ＥＭＩＳ）があるが、ＥＭＩＳは入力画面が難解で、病院側も自治体側も操作に不慣れな職員が大半だった。

何を必要としているのかが分からなければ、適切な支援はできない。大規模災害が発生すると、マニュアルを見る間もないほど現場は慌ただしくなるため、日頃から対応を身に付けておく必要がある。

災害の度 新たな課題

県医師会副会長
鈴木　明文さん

〈鈴木さんは県医師会の救急・災害医療担当。東日本大震災では県災害医療対策本部で、医療チームの派遣や被災地からの重症患者の受け入れにあたった〉

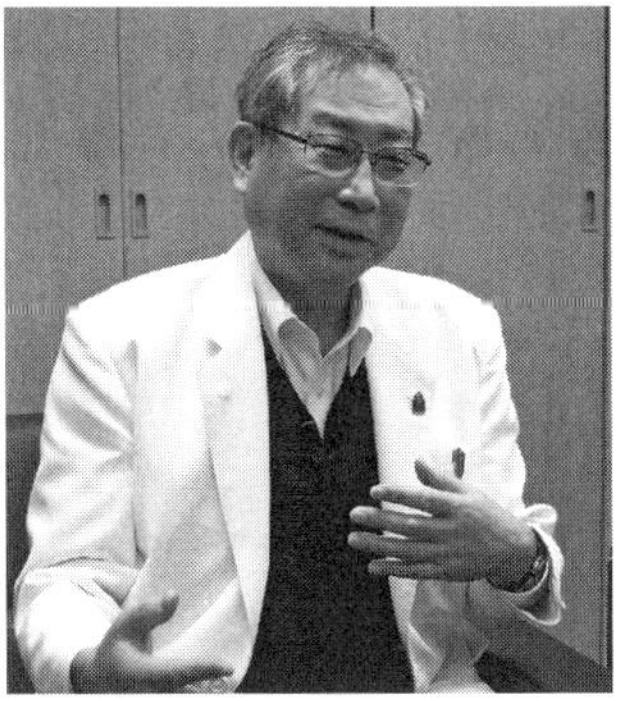

医療チームの派遣調整にあたった鈴木さん

当時、県内からは災害急性期に活動するＤＭＡＴ（災害派遣医療チーム）を複数の病院から派遣した。発生１週間後からは各病院や診療所と調整し、避難所の医療支援にあたる医師や看護師、薬剤師ら１６０人を送り出した。早期対応が可能だったのは、過去の災害から学ぶことが多かったからだ。

◇

我が国で「災害医療」が強く意識されたのは１９９５年1月17日の阪神大震災だった。発生直後に現地に入ったのは日本赤十字社や、国際医療ＮＧＯ「ＡＭＤＡ（アムダ）」や「国境なき医師団」など限られたチームだけ。国からの要請を受けて秋田県の医療チームが出発したのは８日後の同25日だった。

当時は初めての経験で、何を持って行っていいのかもさっぱりわからなかった。メスやハサミなども持参したが、手術が必要な患者はすでに病院に搬送されており、役に立たなかった。

当時６００人ほどが避難していた神戸市立長田小学校に救護所を構えた。発生後１週間で、脱水症状でふらふらになった高齢者が目立った。避難所の便所では自らプールで水をくんで流す必要があり、それを避けるために飲まずになっていたようだった。体力が弱ると風邪も引きやすくなる。避難所では思いも寄らぬ事態が起こるのだと勉強になった。

災害医療はそのたびに進化してきたが、常に新たな課題が見つかる。2007年の新潟県中越沖地震では近県などから集まったDMATが急性期の48時間で撤収し、症状が落ち着いている亜急性期や慢性期の医療を支える人員不足が問題となった。16年の熊本地震では、想定を超える医療チームや資機材が集まり、配備の調整が追いつかずに混乱が起きた。

被害が大きい地域ほど、何を必要としているかの情報発信は遅れやすい。応援の医療チームを適切に振り分けることが重要だ。秋田では17年4月、全国に先駆けて県医師会や県薬剤師会、県看護協会などが県災害医療関係団体合同会議を設立。大規模災害時に関係団体とスムーズに意思疎通ができる態勢は整いつつある。

だが、うまく機能するかどうかは別問題だ。県内では多数の犠牲者が出るような大規模災害の経験が少ない。医師が務める「災害医療コーディネーター」の任期は2年間で、入れ替わりも多い。万が一の事態には、日本災害医学会のプロ集団を投入してもらう戦略も考えているが、県内

医師、物資の調整役強化

東日本大震災後、災害時に応援の医師や医療物資を受け入れ、必要なところへの振り分けなどを行う「災害医療コーディネーター」が全国で配置されるようになった。

県内では2013年以降、県本部と八つの2次医療圏に1人ずつが配置された。ただ、「1人では不在時に対応できない」といった現場の声や、16年4月の熊本地震で全国の派遣チームが殺到して現場が混乱したことを受け、県は地域ごとに原則2人以上のコーディネーターが必要と判断。19年には県内で計26人に委嘱し、態勢を大幅に強化した。

県医務薬事課は「災害時には通常業務に加えて調整役を担わなければならない。訓練や研修を通して、対応強化を図りたい」としている。

関係者の経験不足をどう補うか知恵をしぼっていく必要がある。「絵に描いた餅」に終わってはいけない。

きしむ看護

県内で深刻化しているのは医師不足だけではない。少子高齢化が進む地域での在宅医療、そして新型コロナウイルス感染拡大に備える上でも重要な存在が看護職だ。医師不足と並んで地域医療の大きな課題となっている「看護職不足」について考える。

男鹿の訪問看護 守る

日本海に突き出た男鹿半島。「訪問看護ステーションあきた　おが出張所」(男鹿市)の看護師、小林貞子さん(61)は聴診器や体温計の入ったバッグを手に白の軽ワゴン車に飛び乗った。新型コロナウイルス感

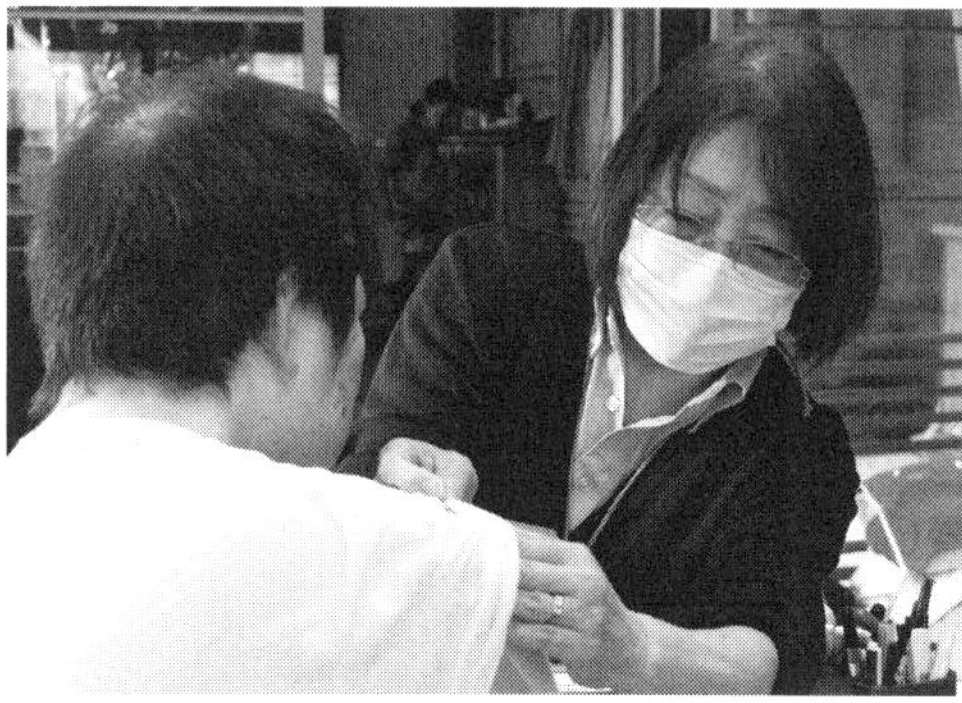

女性利用者のアザの
処置をする小林さん

染拡大の影響で都市部では訪問看護の件数も減少傾向だが、男鹿では変わらず必要とする人たちがいる。向かうのはこの日4軒目の訪問看護先。約30分かけて半島を縦断し、慢性関節リウマチを抱える女性（51）の家へと急ぐ。

「調子はどうかな？」

家に着くと、小林さんは知的障害のある女性に優しく声をかけながら、体温や血圧をてきぱきと測った。ヘルパーとも言葉を交わしながら近況を確認。薬を飲み忘れないよう、10種類以上を丁寧に袋に小分けにしてカレンダーに貼り付ける。

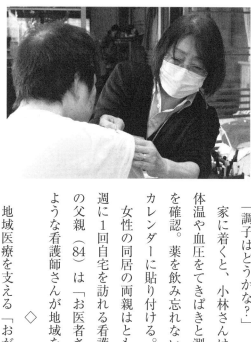

女性の同居の両親はともに高齢で、医療機関への通院は容易ではない。週に1回自宅を訪れる看護師の存在は家族にとって大きな支えだ。女性の父親（84）は「お医者さんの数が限られている中で、小林さんたちのような看護師さんが地域を支えてくれている」と感謝する。

◇

地域医療を支える「おが」だが、2年前、存続の危機に立たされた。

訪問看護ステーションは、主治医の指示に基づき在宅患者に医療、介護サービスを提供する。国の基準では2・5人（常勤換算）以上の看護職員の配置が必要で、「おが」は最低限の人数で運営していた。だが、2017年冬、0・5人分として換算されていたパート職員が家庭の事情で退職することに。18年6月まで勤務を延長してもらったが、代わりの看護師は見つからなかった。

「おが」は市内唯一の訪問看護ステーションで、30人前後の在宅患者やグループホームが利用する。09～18年度の訪問回数は月間133～181件に及び、廃止となれば影響は大きい。このため、運営する県看護協会は「おが」を秋田市の「訪問看護ステーションあきた」の出張所にして一体的に運営することにし、なんとか存続させた。

◇

同協会の高島幹子会長（66）（当時）は「営利目的の民間の参入は困難な地域。事業所をなくすことはできなかった」と振り返る。

国が19年11月に発表した推計によると、団塊の世代が75歳以上となる25年の県内の看護職員の充足率は、「残業10時間以内で有休10日以上」とした場合、119・6％（余剰数3102人）。全国で最も高くなる計算だ。

ただ、現場では看護師の慢性的な不足感がある。厚生労働省医政局看

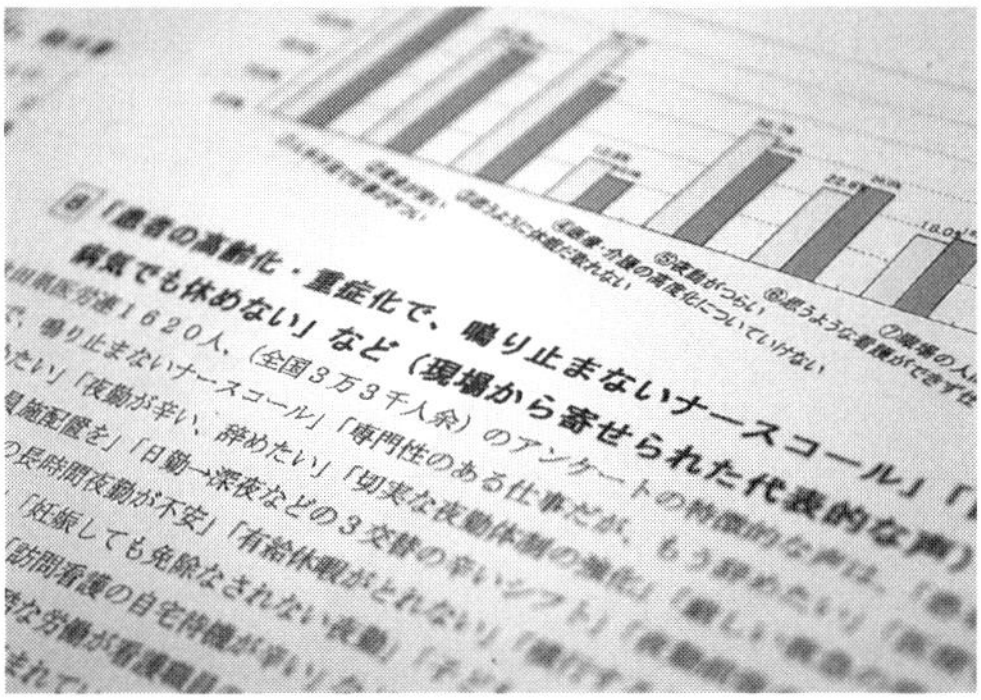

過酷な勤務を訴える声が相次いだ県医労連の実態調査

護課では「地域ごとや、病院、訪問看護、介護施設など領域ごとの偏在はある」と説明するが、高島会長は「現場の実態とはかけ離れた数字。地域の医療を守るため、実情に応じた対策を打たなければいけない」と訴えている。

夜勤、救急 過酷さ限界

「もう辞めたい」「子どもにしわ寄せ、申し訳ない」「患者の高齢化・重症化で、鳴り止まないナースコール」――。県医療労働組合連合会（県医労連）が3年前に県内の看護職員を対象に行った労働実態調査。自由記載欄には、過酷な勤務環境を訴えるそんな現場の思いが並んだ。

看護師で、県医労連書記長の松坂金浩さん（60）は「『賃金安い』『夜勤多い』『休みがない』の三つが改善しない限りは、状況がよくなることは望めない。これまでもギリギリのところでやっていたのが、新型コロナウイルスの影響で現場は過酷さを増している」と話す。

◇

県医労連の調査（回答1620人）では、仕事を辞めたいと「いつも思う」「ときどき思う」が計79・4%を占め、全国平均を4・5ポイント上回った。辞めたい理由（複数回答）は「人手不足で仕事がきつい」（54・5%）が最多。「思うように休暇が取れない」（46・1%）、「賃金が安い」（38・3%）、「夜勤がつらい」（32・7%）と続く。

秋田市内の総合病院で働く女性看護師（56）は「『時間なので帰ります』では成り立たない自己犠牲の仕事。誰かがやらなくてはという思いで頑張ってきた」と話す。

午前0時過ぎから翌朝9時までの「深夜勤務」を含む夜勤は月10回程度。日中の勤務後にいったん帰宅して職場に戻るが、残業でほぼ休めずに深夜勤務に入ることも少なくない。当番3人で40〜50人の患者の状態を見て回る。「鎮痛剤が効かない」「のどが痛い」とナースコールが鳴り、救急搬送の患者がいればさらに過酷さは増す。「現場の負担を減らすためにも、少しでも人が増えてほしい」と訴える。

新型コロナウイルス感染拡大にともなう2020年4月の緊急調査では、「家庭と両立している職員が多い中、病院と看護部がもちこたえられるか不安」などの声も寄せられた。

◇

県内の看護職不足の背景にあるのは人材の流出だ。松坂さんは「同じ国家資格を持って働くのだから、高い賃金を求めるのは当然。東京や仙台など給与水準の高い地域に人が流れている」と指摘する。

県医療人材対策室によると、19年に県内の大学や養成所など9機関を卒業した472人のうち、県内の病院などに就職したのは275人（58・3％）。県外への就職や進学は175人（37・1％）に上り、人材の定着は大きな課題だ。

県は民間の養成所に運営費を助成したり、中小病院などに就職する学生に修学資金を貸与したりしている。ただ、病院の賃金是正については各病院の判断次第。同室では「近年の学生はキャリアアップ志向がある。支援態勢の整った病院が望まれると考え、研修の運営支援などの側面から支えていきたい」としている。

働き方に溝　復職支援も

「あなたを待っている職場があります」

秋田市にある看護職員の無料職業紹介所「県ナースセンター」の入り

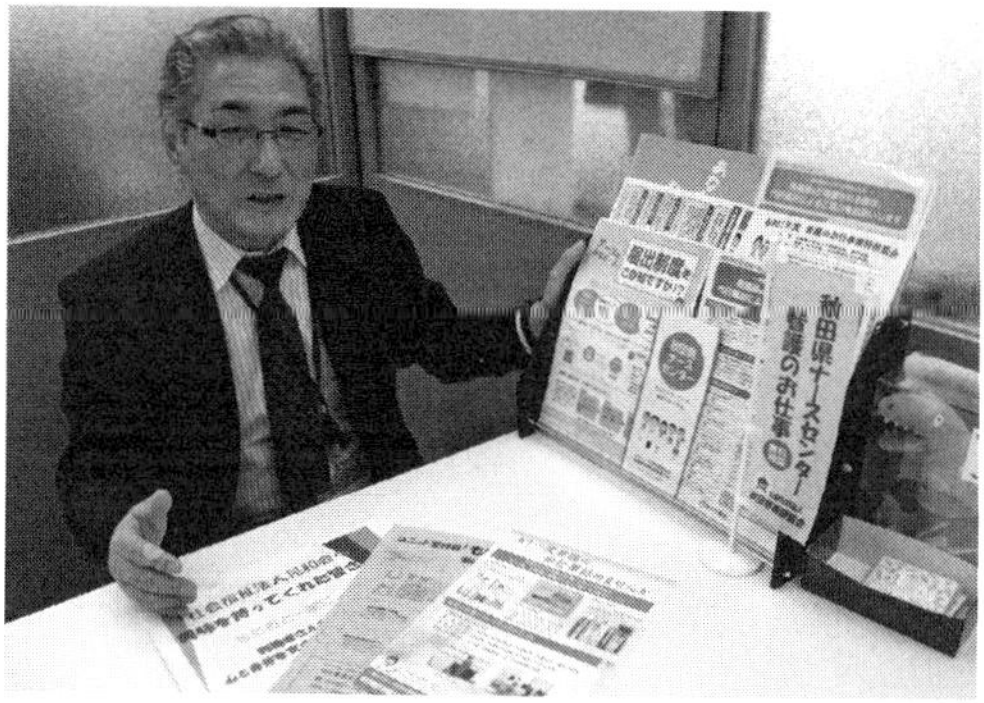

「地方は潜在看護師が少ないので求人を出してもきてもらえない」と話す松橋さん

口には、県内の病院や特別養護老人ホームなどの看護師求人チラシが並ぶ。２０２０年5月29日現在、同センターに寄せられている求人情報は４９０件。求人倍率は２・８倍に及ぶ。

引っ張りだこにも見えるが、なかなか就職は決まらない。県看護協会で同センターを担当してきた松橋広巳さん（66）は「職場復帰したいと言っても、労働環境や条件が合わないケースが多い。人手不足を埋めきれない看護の現場がある」と指摘する。

◇

埋められない溝の一つが、夜勤もできる人を確保したい医療機関や施設と、多様な働き方を求める求職者のミスマッチだ。県内のある病院長は「処遇や病院内の雰囲気はすぐに口コミで広がる。働く人への『ウケ』は非常に気を使う」と明かす。

若手職員確保のため、看護職の養成機関には毎年あいさつに回り、専門技術が学べる研修制度や院内保育制度をアピールする。ただ、近年は子育てなどを理由に比較的自由な勤務時間を求める声も多い。給与面では勝っていても、出産などを機に夜勤のないクリニックなどに人が流れることがある。病院長は「病院も多様な働き方が進めば人が来るだろうが、４、５時間のパート勤務だけではなかなか現場が回らない」と複雑な胸中を打ち明ける。

18年に県が発表した県看護職員需給推計（常勤換算）によると、20年は1万４８７３・４人の需要に対し、供給数は1万４７１４・５人。充足率は99％と高水準なはずだが、秋田労働局がまとめた20年４月の看護職員の有効求人倍率は２・23倍に上る。地区別では本荘で３・５倍、男鹿で２・88倍など特に地方で人手不足は深刻で、高齢化も進んでいる。

◇

こうした中で期待されるのが、出産や子育てなどで一度職場を離れた「潜在看護職員」の復帰だ。国は15年10月、免許があるのに就業していない看護師らを把握するため、離職時に氏名や連絡先などを届け出てもらう制度を開始した。県ナースセンターによると、届け出数は20年５月28日現在、１２５４人。このうち６００人以上は就業先が未定となっている。

医療技術の進歩などから復帰をためらうケースも少なくないため、同協会では臨床実務研修を準備して復帰を支援。新型コロナウイルスの感染が再び県内で拡大した場合、医療・介護現場はもちろん、電話相談窓口や保育所などでも多くの看護職が求められることから、「第2波」も見据えて協力を呼びかけている。

県看護協会の高島幹子会長（66）は「看護職は様々な場面で必要とされるため、不足は地域医療の質の低下につながる。行政や各関係機関、医師らと連携しながら、看護職の確保について考えていく必要がある」と話している。

難病支援の今

発病の仕組みの解明や治療法の確立がされていない「難病」は、長期にわたって医療が必要となることも多い。医師不足が進む県内では難病患者に対し、どのような支援が行われているのか。2015年に支援の充実を図る難病医療法が施行されてから5年を経た今、課題を探る。

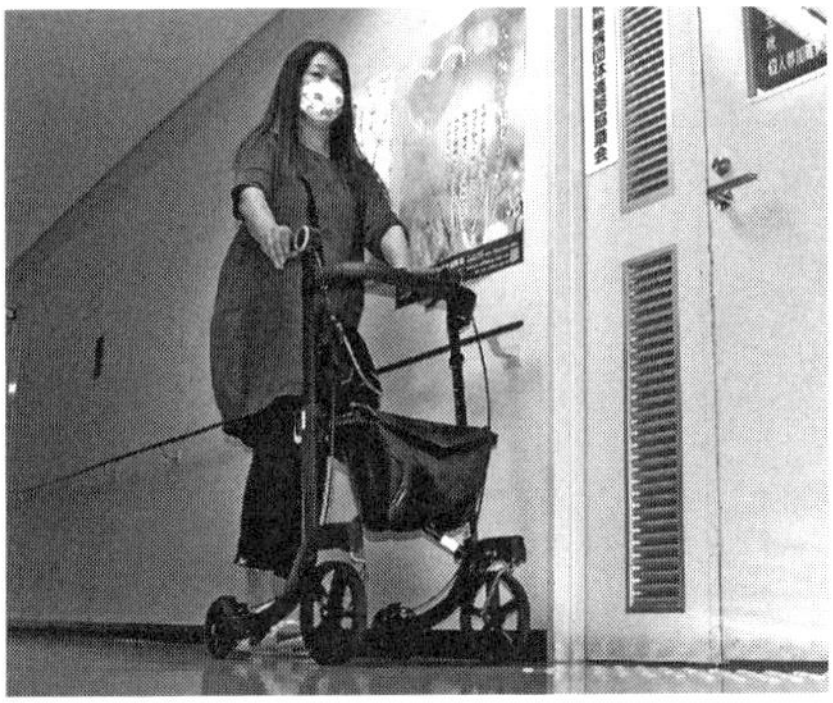

歩行器を使って歩く佐藤さん。「何かにつかまらないと歩きづらい。一人で出かける時は歩行器がないと不安」と話す

専門医不足 県外通院も

携帯電話のボタンを押そうにも指がうまく動かない。そうかと思えば、歩くと足が止まらず、どたどたと前につんのめり倒れてしまう。

動作が緩慢になったり手足の震えや筋肉の硬直が起きたりする国の指定難病「パーキンソン病」は、脳の神経細胞が極端に減り、情報伝達を担うドーパミンが減ることで起こる。長期間にわたる服薬治療の影響で、薬が効き過ぎて体が勝手にくねくねと動き出したり、効果が切れると体がぴたっと動かなくなったりすることもある。

「私たちの病気は人それぞれ差があって薬の調整がすごく大事。地域によっては一人の先生に長い目で診てもらうことができず、もどかしさを感じる患者が多い」。患者団体「全国パーキンソン病友の会秋田県支部」事務局長の佐藤晶子さん（55）はそう訴える。

◇

県内では2020年3月末現在、1024人の患者がいるのに対し、治療にあたる県内の神経内科医は34人（18年）にとどまり、専門医が足りているとは言いがたい。2次医療圏別では「大館・鹿角」や「北秋田」など四つの医療圏でゼロとなっている。

治療法によっては県外に通院せざるを得ないケースもある。約2年前、大仙市の後藤正さん（71）は、脳に電極を埋めて電気刺激で症状を和らげる「脳深部刺激療法（DBS）」の手術を手がける医師が県内で見つからず、岩手医科大付属病院で手術を受けた。今も症状に合わせて電流の刺激を調整するため、3か月に1回、新幹線に1時間乗って盛岡市に通う。

「完全に治ったわけじゃない。医師がいないのはわかっているが、県外に通い続けることはとても大変だ」。根本治療がない難病患者にとって、身近に診療してもらえる医療機関がないことは大きな負担になっている。

◇

「患者が安心して効果的な治療を受けられるよう、常駐する神経内科医師を県内にバランス良く配置していただきたい」――。佐藤さんらは18年、県内の診療体制の改善を求めて、神経内科医の適正配置や新たな医療設備の整備を患者らが住む地元議会に陳情した。

ただ、厚生労働省のまとめによると、秋田県は医師の充足状況を示す指標が全国で41番目に低い「医師少数県」。県は20年3月、地域医療を志す医師を育てる体制や、県外から医師を招請する仕組みの強化を盛り込んだ「医師確保計画」を策定したが、医師の絶対数さえ不足する中で、専門医の確保は容易ではない。

県は医師確保の取り組みと並行して患者をサポートする体制づくりを進める方針で、保健・疾病対策課は「患者の身近な医療機関と専門領域に対応する医療機関の連携を強めていくしかない」としている。

難病法5年 評価と課題

「住んでいる地域に専門医がいない」「経済的に苦しい。使える制度はないか」

難病患者やその家族から相談を受ける県難病相談支援センター（秋田市）には毎年約300～500件の悩みが寄せられる。

自分が難病かもしれないと悩む人、診断を受けて人生に絶望する人、家族の診断を受け入れられない人――。「難病患者の多くは進行性の疾患者を抱えている。患者や家族は、今日できたことが明日にはできなくなる不安と向き合いながら日々を過ごしている」

相談者の悩みに日々向き合う同センター支援員の籠谷美穂子さん（68）は、社会全体で患者やその家族を支える重要性をかみしめている。

◇

難病患者への適切な医療の確保と生活の質の向上を図ることを目的に２０１５年、難病医療法が施行された。施行から5年。県内でも難病患者を支える体制は徐々に整備されつつある。

県は19年10月、秋田大医学部付属病院を難病診断の「中心」と位置づけ、「難病診療連携拠点病院」に指定。地域の医療機関やケアマネジャーなどから相談を受け付けるコーディネーターを配置した。地域の病院も「難病診療分野別拠点病院」「難病医療協力病院」に指定し、連携を強化させている。

難病は症状が希少で多様なため、診断自体も遅れることがある。関係機関のネットワーク構築は、専門医の少ない中でも診断を早くつけたり地域での診療継続を支援したりできるようにする試みだ。

難病患者の支援体制に関する厚生労働省の研究班に参加するあきた病

院（由利本荘市）の和田千鶴医師は、「患者を治療可能な医療機関につなぐのは専門医同士のつながりによるところが大きかった。こうしたネットワークは非常に意義がある」と評価。「今後はケアマネジャーやヘルパー、行政なども病気への理解を深め、必要な生活の支援やどういった社会保障の制度が使えるかなどを患者に提示できるようにすることも重要だ」と話す。

◇

ただ、同法をきっかけに新たな問題に直面した患者もいる。同法では医療費助成の対象が56疾患から約6倍の333疾患へ段階的に拡大した一方、対象を原則として重症者に絞ったため、患者の一部が助成を受けられなくなってしまったのだ。

施行後5年をめどに行われる同法の見直しでは、さらに重症度の基準に関する議論が持ち上がっている。体に力が入らなくなる「重症筋無力症」の患者らでつくる団体の幹部の男性（66）は言う。

「病気と闘う以外にも、難病の診断を受けた時点で就職や結婚など様々な障壁が立ちはだかる。症状によって医療費まで切られることになれば、あまりにひどい」

関係者はかたずをのんで議論の行方を見守っている。

患者団体 会員減で苦境

2019年10月、先天性の重い心臓病「ファロー四徴症」など循環器の疾患を抱える患者らでつくる団体「千秋心臓友の会」が35年の歴史に幕を閉じた。

「苦渋の決断でしたが、まだ会に力が残っているうちに、と解散に踏み切りました」

最後の事務局長を務めた鈴木哲郎さん(66)はそう振り返る。同会は1985年に発足。年3回の会報発行や秋田大の医師らを招いた講演会開催などを中心に活動し、交流を深めた。ただ、ピーク時に約450人だった会員は解散時には127人まで減少。平均年齢は74・9歳で、会報の執筆対応や総会参加も年々難しくなっていた。解散までの4年間の新規入会者は15人ほどという。

「寂しい思いだったが、患者を取り巻く環境が変わった。仕方がなかったのかもしれない」と鈴木さんは話す。

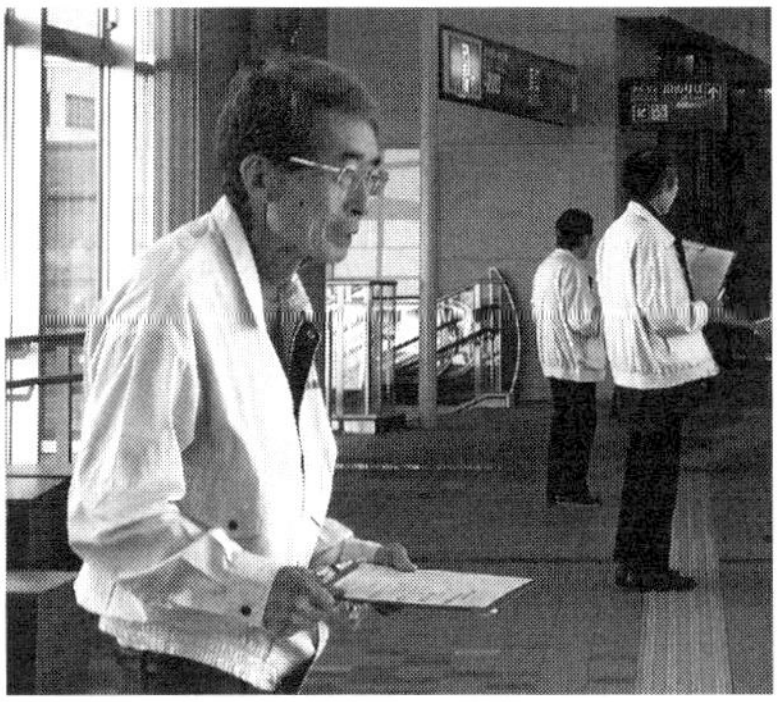

難病患者らの支援を呼びかける署名活動をする県難病連のメンバーら(2018年11月撮影、県難病連提供)

◇

治療や生活支援のための情報共有の場になってきた患者団体が今、苦境に立たされている。

県内の難病患者団体でつくる県難病団体連絡協議会（県難病連）によると、全ての加盟団体が会員の減少に直面。昨年加盟した「県網膜色素変性症協会」を除いた7団体の総会員数は、02～20年の間に４０４人から２８０人に減少した。それぞれの団体の減少率は26・０～35・７％に上る。

会費を運営資金とする患者団体にとって、会員の減少は運営難に直結する。県難病連の長沢源一理事長（70）は「患者団体は患者の交流の場であるだけでなく、関係機関や行政に要望を訴えていく側面もある。活動力の低下は患者の孤立も招きかねない」と危機感をにじませる。

◇

会員減少の背景にあるのが、会員の高齢化とインターネットの普及だ。

現在の会員らは会報を送られても寝たきりで見られなかったり、交流会があっても参加できなかったりして退会の流れが止まらない。全国パーキンソン病友の会秋田県支部の佐藤実支部長（72）は「若い世代はネットで情報を手軽に収集することができ、団体に頼ろうとしない傾向にある」と話す。

ただ、ネット上の情報を巡っては、16年にIT大手の医療系サイトが誤った情報を発信していたことが発覚して社会問題化。正確な情報をどう伝え、患者同士が支え合うかはますます大きな課題となっている。

県難病連事務局長で、日本ALS協会理事の長谷部ひとみさん（65）は「患者がどう暮らしているのか、生の声を伝えられるのが患者会の強み」と力を込める。「患者や家族は難病と向き合って生きていく中で様々な障壁にぶつかる。患者会の存在自体を知らないケースもあり、孤独な闘病患者をつくらないためにも運動を広めていきたい」と話している。

「ちんちん先生」の20年

高齢化が加速する中山間地、仙北市西木地区の「西明寺診療所」所長に就き、２０２０年４月で20周年を迎えた市川晋一先生（68）。泌尿器科が専門で、患者から親しみを込めて「ちんちん先生」とも呼ばれる。医師の不足や偏在の問題が深刻化する県内にあって〝医療過疎地〟で患者に寄り添う「総合医」の役割は重みを増している。「古希」を目前に奮闘を続ける先生の生き方を通し、地域医療の在り方を考える。

おもろさ発見の日々

午前９時。西明寺診療所の診察が始まる。19年12月上旬のある一日。

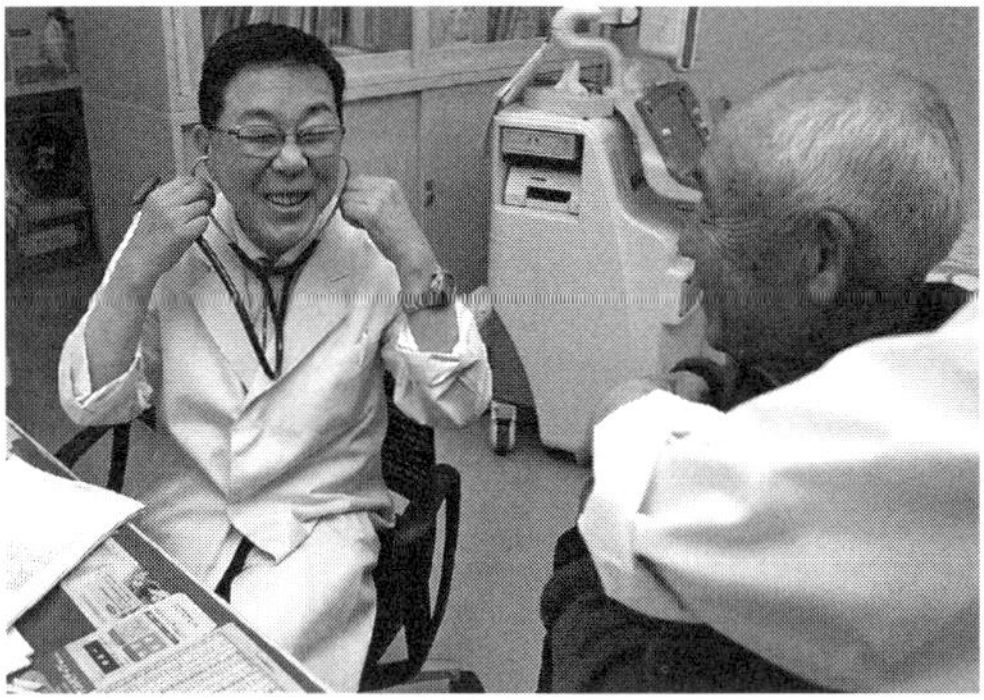

診察中、患者の男性と
談笑する市川先生（左）

待合室は既に約20人の患者が順番を待っていた。診療所には計6人の看護師や事務員がいる。医師は市川先生1人だ。

「これから雪だから、まず転ばねえようにな」。午前中だけで70人を診察し、最後の患者を見送ると、午後からは在宅患者の訪問診療など「外回り」の仕事が待っている。

午後1時過ぎ。看護師らと車に乗り込むと、10年ほど前に脳梗塞を発症し、寝たきりの高齢男性宅へ。「先生来てけだよ。いがったなあ」。家族にそう声をかけられ、男性はにこりと笑った。

「元気そうでよかった。血圧もいい」と市川先生。家族から近況を聞きながら診察し、「足が赤くなったり、黒くなったりしたら要注意」と念を押した。

続いて「老々介護」の親子宅を訪問。診療を終え、午後2時頃から西木地区内にもう一つある桧木内診療所で患者9人を診た。午後3時半からは近くの特別養護老人ホームで回診と、休む暇はない。ホームを出た午後5時頃、辺りはすっかり暗くなっていた。

西明寺診療所に戻った市川先生。さすがにクタクタだろうと思いきや、最後にもう1件の用事が。先生は県医師会の広報委員長を務めており、秋田市内で午後7時から仕事が入っていた。

兵庫県姫路市出身の市川先生は面白いことを重視する生粋の関西人だ。「『あれ、おもろい』『これ、おもろい』って発見ばかりです。おもろくないと、やっていけないですよ」。いたずらっぽい笑みを浮かべ、さっそうと診療所を飛び出した。

運命の地「秋田の土に」

市川晋一先生は、3年の浪人生活を経て1973年の春、秋田大医学部に入学した。入試では時間割を間違えるハプニングもあったが、無事に合格。医師の道を歩むチャンスが与えられたことを運命と感じ、「この地の土になる」と決心した。

兵庫県姫路市の商家で、3人兄弟の長男として生まれた。幼い頃、アフリカの無医村で医療活動に人生をささげたシュバイツァーや細菌学に従事した野口英世の伝記を読み、医師に憧れた。志を強くした1冊は、地域医療に生涯をささげた長野県・佐久総合病院の若月俊一医師の著書「村で病気とたたかう」だ。「農民とともに」をモットーに、農村医療に心血を注ぐ医師の姿に感銘を受けた。

医学部時代、師事した教授から「高齢化で今後、重要性が増す」と聞かされた泌尿器科を専門に選んだ。研修医・勤務医時代は、自宅にいても急患で呼び出されるなど気を抜く暇のない日々を送り、85年に仙北組合総合病院（現大曲厚生医療センター）の泌尿器科長に就任。地域医療と向き合うことになった。

当時の西木村（現仙北市西木地区）で、寝たきりの在宅患者や末期のがん患者らの訪問診療を重ねる中、行政や福祉関係の機関・団体との連携が、地域医療を展開していく上で外せない課題と痛感した。

「このままでいいのだろうか……」。50歳を目前にして、医師としての生き方に迷い、道を模索する中、今につながる方向性を決定づける出会いがあった。背中を押したのは当時、村収入役の佐藤雄孝（ゆうこう）さん（67）（現県議）だった。

「働く医師」信頼勝ち取る

市川晋一先生が旧西木村（現仙北市西木地区）の西明寺診療所に赴任

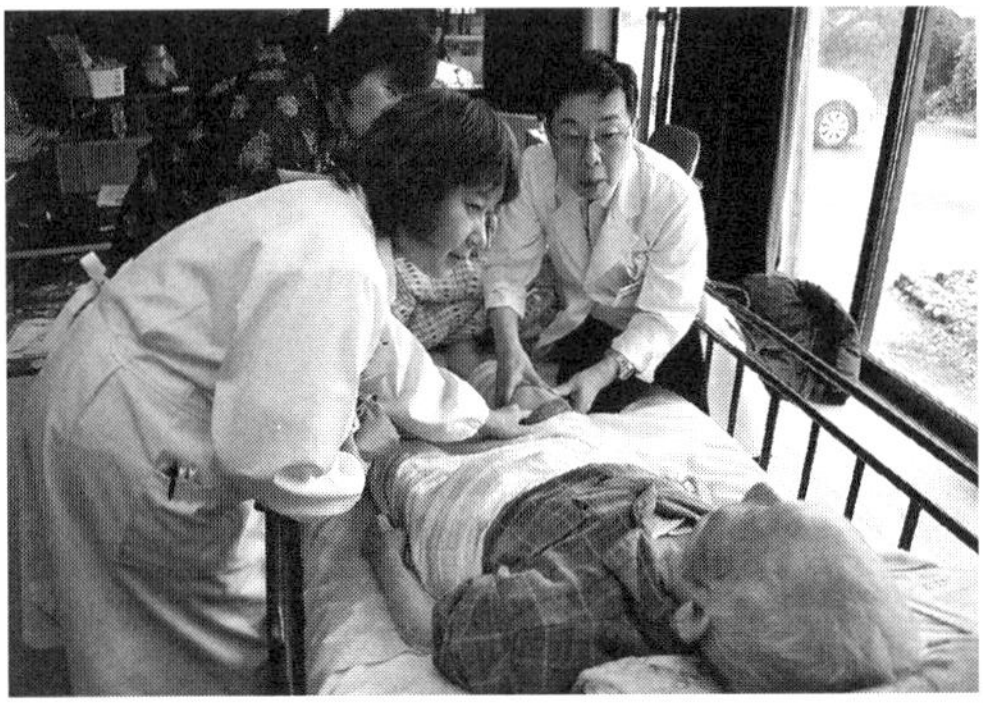

寝たきりの在宅患者を診る市川先生（右奥）

するよう、村収入役の佐藤雄孝さん（67）から打診されたのは１９９９年の秋。翌年の介護保険制度スタートを控え、村では地域に根ざした医療の担い手となる医師を迎えることが重要な課題だった。

佐藤さんが大仙市の仙北組合総合病院（現大曲厚生医療センター）の医師のツテをたどり、探し当てたのが市川先生。同病院の泌尿器科長だった市川先生としても農村医療に本格的に踏み出すいいきっかけだった。

ただ、赴任前の診療所は閑古鳥が鳴く状態。赤字続きで村議会から厳しい目が向けられ、村人からも「高給取りだが、働かない」と心ない声が聞こえていた。おまけに妻子３人で入居した空き家にはカメムシが大量発生する始末。初めは苦難の連続だったが、市川先生はくじけなかった。

24時間３６５日、患者の求めに応じた。消防署などの関係機関へのあいさつ回りを重ね、妻子とともに地域の行事に顔を出した。村議らが居並ぶ懇談会にも積極的に参加し、酌をして回った。出来ることに、全力を尽くした。

苦労のかいあって、当初は１日あたり15人ほどだった診療所の患者数が、すぐに倍増し、1年で黒字転換を果たした。

村も予算をやり繰りして支援した。訪問診療のための車やドライバーを確保し、診療所も建て替えた。村の期待に結果で応えた市川先生のことを、佐藤さんはこうたたえた。

「『命を預ける』ために信頼を築くことが、どれだけ大変なことか。市川先生は地域の宝だ」

高齢者支える「太陽」

西明寺診療所に2000年に着任した市川晋一先生の医療活動は、高齢者福祉を支える仕組みを手探りで考え、実践してきた歩みでもある。

「先生、先生！」――。19年12月上旬、仙北市西木地区にある特別養護老人ホーム「清流苑」に、嘱託医として回診にやって来た市川先生に、車いすに乗った利用者の男性が近寄り、握手を求めた。先生が、「おう！元気でやってるべか」と応えると、周りの利用者たちの間に笑顔が広がった。先生は施設の人気者。在宅で療養していた高齢者が、「市川先生に診てもらえるなら」と入所するケースもあるという。

清流苑は、主に「要介護3」以上の高齢者らが利用する。市川先生は

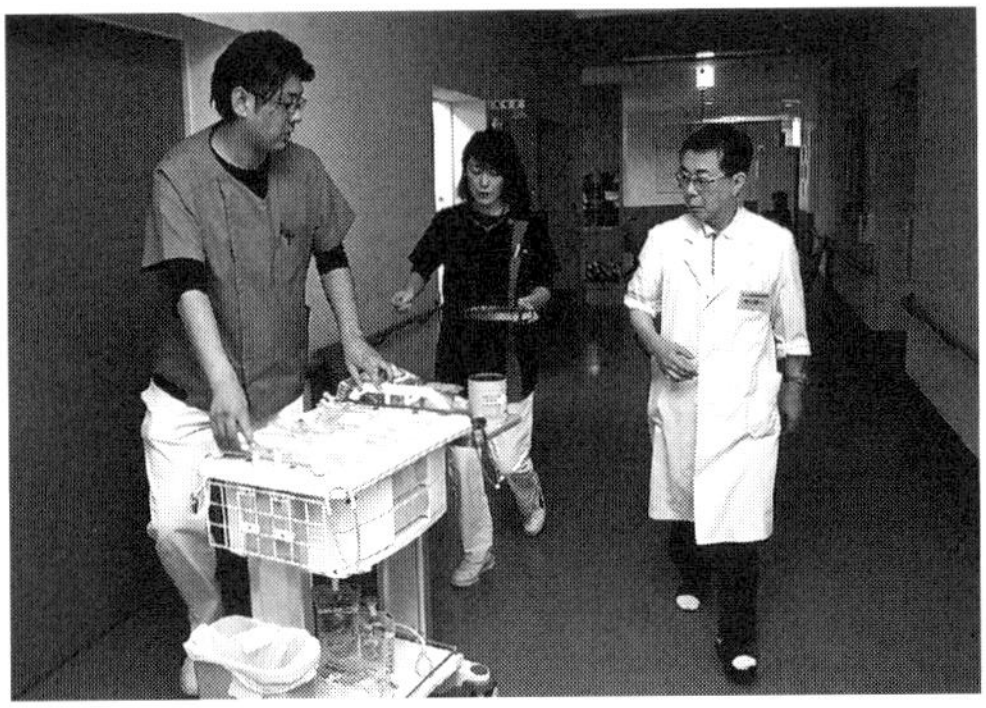
西木の人とともに生きると決め、医療活動にまい進する市川先生（右）

週1回、桧木内診療所での診察に合わせて回診する。胃ろうや導尿のチューブ交換を病院で行うとなれば、移動や順番待ちなどで一日がかりとなるが、先生は「ここでできれば、1分で終わるからね」と、手際よく処置を施す。

「先生は利用者や施設、病院、行政をつなぐ要。太陽のように、地域の中心に優しくいてくれる」。清流苑の介護係長、佐藤陽子さん（39）も市川先生に絶大な信頼を寄せる。利用者は、夜間や休日に容体が急変することも多く、市川先生の負担は重い。嘱託医は、50人もの「入院患者」を抱えているようなものだ。24時間365日気が抜けない。

「こんなに忙しいとは誤算」と冗談交じりに語る市川先生。「ここに医者は一人しかいない。頼りにされるうちが花だよ」。地域医療とがっぷり四つで向き合う自負が、表情ににじんだ。

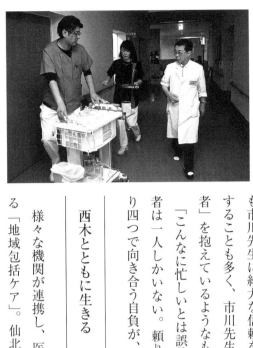

西木とともに生きる

様々な機関が連携し、医療、予防、介護、生活支援を一体的に提供する「地域包括ケア」。仙北市西木地区では市川晋一先生を中心に、理想的な体制が構築されている。

西明寺診療所に着任し、2020年4月で丸20年。市川先生は「地域医療は、医師の力だけでは実現できない」と確信する。

診療所では、外来患者の診察に加え、家で最期を迎えたい患者のため、訪問看護ステーションと連携した在宅医療も手がける。検診や健康教育講座といった予防活動にも取り組み、園医や産業医も務める。検査結果を聞きに来ない患者の家に直接電話して来所を促したり、地区のイベントに家族ぐるみで参加したりと、住民と心を通わせることも怠らない。生活に困る患者がいれば行政に連絡し、福祉・介護サービスにつなぐ。

市包括支援センターの吉村美由喜所長（59）は「先生が患者の家庭の様子にまで目配りしているからこそ、行政として迅速・的確に支援につなげられる」と感謝する。

「医療機関だけでなく、行政も、住民も、企業も、みんなが協力して命と健康を守ることこそが地域医療だ」と市川先生。「いすに座り、患者を待つという単純なことではない」。そんな思いを、読売新聞秋田県版の人気コラム「医心伝心」でもつづってきた。

過疎の中山間地域など各地では医師が定着しない問題がある。市川先生は長年の経験から、「それは必ずしも医師個人の都合ではない。医療が選挙に利用されたり、経営面だけを見る役場が医師の求める医療環境を否定したりするのも要因の一つ」と持論を語る。

西木地区では市川先生の努力に報いるように理解の輪が広まった。「『先生、ありがとう』と、自分が必要とされていることが実感できる言葉が励みになる」と先生。「西木とともに生きる」。決意は強まるばかりだ。

死因究明

遺体と向き合う医師たち

2020年4月、「死因究明推進基本法」が施行され、死因の特定に向けた体制が全国的に強化された。県警は例年、事件性の確認が必要な「異状死体」として、年間約1400体を調べている。医療機関や行政などとの連携強化といった体制整備が県内でも急がれる中、遺体と向き合い、事件、事故の見落としを防ぐために奮闘する医師たちの目線から課題を探った。

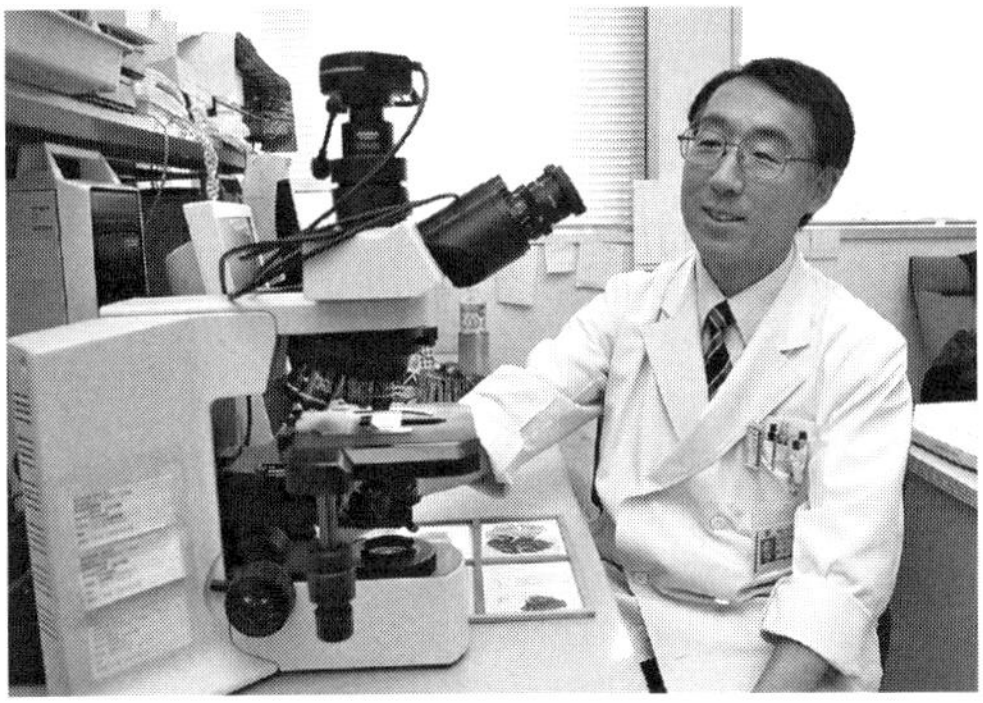

「休日、夜間でも、解剖の要請があれば引き受ける」と、死因究明に意欲を示す美作教授

事件、事故 見逃さない

「臓器は一つ一つ取り出して、重量や外傷の有無を丁寧に調べる。解剖しなければ、分からない事実はたくさんある」

秋田大大学院医学系研究科にある法医解剖室。美作宗太郎教授（49）は銀色の解剖台を見ながら語った。

同大法医科学講座の医師が、県内で発見された「異状死体」の法医解剖に対応する。解剖は年間約２００体について行われている。遺体がいつ運び込まれるかは直前まで分からず、24時間３６５日体制で備える。１遺体につき３〜４時間かかる大仕事だが、１日に７遺体を引き受けることもある。

美作教授は、19年10月からは一人で解剖を受け持つ激務となっているが、「解剖件数が多いのは、それだけ法医が頼られているということ。臨床医が具合の悪い患者を受け入れるように、夜間、休日でも要請があれば応えたい」と意気込んだ。

◇

県内の法医解剖数と検視官臨場率の推移

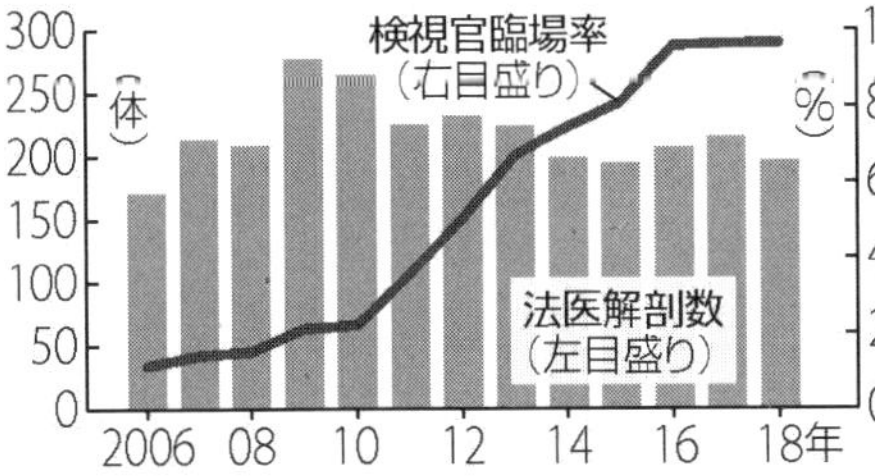

法医解剖

刑事訴訟法に基づき、犯罪被害者の遺体や、犯罪に巻き込まれた疑いのある変死体を解剖する「司法解剖」と、死因・身元調査法に基づく「新法解剖」、遺族の承諾に基づく「承諾解剖」がある。東京23区など監察医制度のある地域で行われる「監察医解剖」もある。

世界の中で日本は解剖率が低い国として知られる。北欧諸国では7～8割にも及ぶといわれるが、日本では1割程度。背景には、解剖を担う機関や人材の不足、死因究明の重要性への理解不足、遺体を「傷つける」ことへの遺族の抵抗感などがあるという。

低い割合ではあるが、秋田では18年、解剖率が14・2%で、47都道府県では神奈川、兵庫などに続いて6番目と、積極的な運用となっている。中でも、殺人などの事件性が疑われるケースを扱う司法解剖では13・3%で、富山に次いで2番目だ。

◇

県内では、過去の失敗を教訓とし、死因究明に対する前向きな姿勢が目立つ。06年、児童2人が犠牲となった「藤里町連続児童殺人事件」。県警は、1人目の犠牲となった小学4年の女児の死因について、「事故死の可能性が高い」と見誤り、結果として犯人が野放し状態になったことで2人目の小学1年男児が殺害され、周辺捜査の甘さを批判された。

全国的には、07年に大相撲の時津風部屋で起きた力士暴行死事件で、警察が被害力士の死因を「病死」と誤認したことが発覚し、死因究明の重要性が叫ばれるようになったことも後押しした。県警は検視官を増員。

検視官が遺体発見現場に出向く割合（臨場率）は06年に11・4％だったが、18年には96・6％に上昇した。

「あの苦い経験を、絶対に繰り返さないという覚悟でやってきたのだろう」と美作教授は説明する。「捜査員の熱意を感じるからこそ、土日、夜間でも要請があったら必ず引き受けた」

人材不足や待遇の悪さなど法医を巡る課題は山積している。ただ、県や大学、県警の捜査官、医師など関係者は緊密な連携を維持し、円滑に対応してきた。「犯罪を見逃さないためにも、死因究明を徹底するスタンスを持ち続けたい」と美作教授。これは、関係者の共通した思いだ。

◆ＣＴで精度向上、情報保存

死因究明の精度を高めるため、コンピューター断層撮影（ＣＴ）などの画像を利用した「死亡時画像診断（Ａｉ、オートプシー・イメージング）」の活用が、全国的に進んでいる。

秋田大では10年５月にＣＴ装置を導入。検視や解剖などによる死因究明を、科学的に補強している。ＣＴ装置は、遺体の断面画像を撮影し、遺体の状況をコンピューター上で立体表示することなどができる。このため、法医が解剖を行う際、重点的に調べるべき事柄を事前に把握する

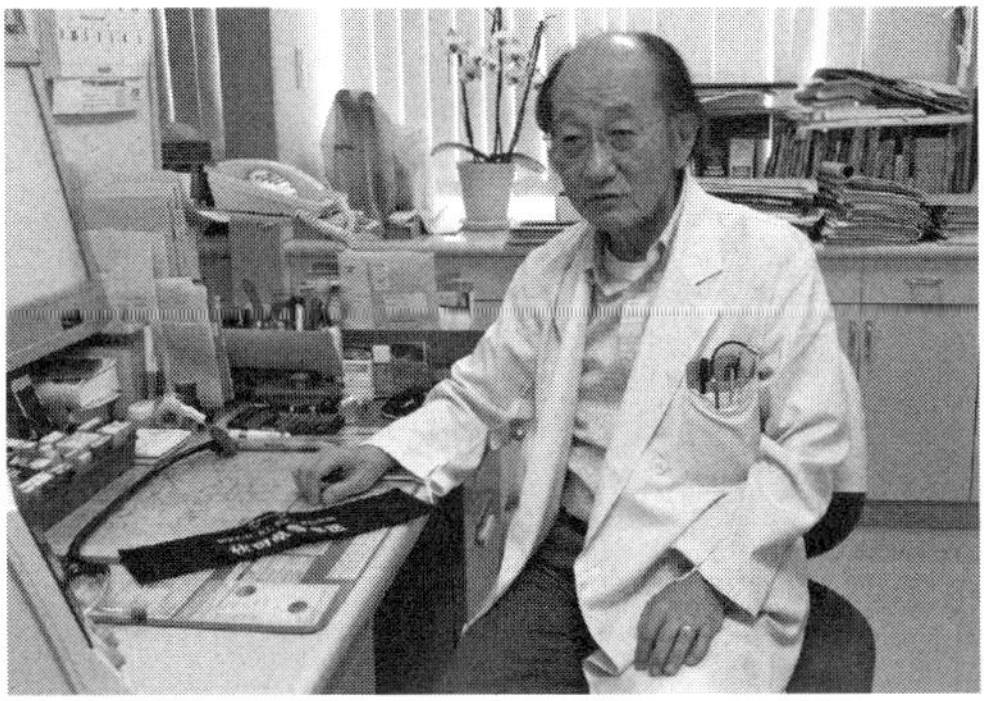

「なぜ死んだかわからない」という状態を放ってはおけないと力を込める木村医師

のに効果を発揮する。さらに、刻々と変化する遺体の状態について、データで保存できる点でも役に立つ。

一方、Ａｉの活用を進めるうえで、ＣＴ画像を「読影」して遺体の状態を的確に把握できる医師の確保は欠かせない。県内では不足しているのが現状で、秋田大では法医や放射線科医、県内の警察医らが2か月に1回、会議を行い、Ａｉへの理解を深めている。

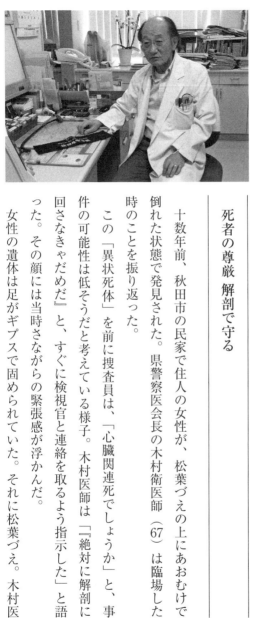

死者の尊厳 解剖で守る

十数年前、秋田市の民家で住人の女性が、松葉づえの上にあおむけで倒れた状態で発見された。県警察医会長の木村衛医師（67）は臨場した時のことを振り返った。

この「異状死体」を前に捜査員は、「心臓関連死でしょうか」と、事件の可能性は低そうだと考えている様子。木村医師は「『絶対に解剖に回さなきゃだめだ』と、すぐに検視官と連絡を取るよう指示した」と語った。その顔には当時さながらの緊張感が浮かんだ。

女性の遺体は足がギプスで固められていた。それに松葉づえ。木村医師がにらんだ通り、ただの病死ではなかった。

司法解剖の結果、死因は肺梗塞と判明。遺体発見の1週間ほど前の交通事故で足を骨折、その後に生じた血栓が原因との所見だった。これで、「交通事故に巻き込まれて亡くなった人の遺体」として捜査が進められることになった。

「もし、解剖しなかったら真相は闇の中だった」。警察医として20年にわたる経験を積んだ木村医師は、「死因の特定が死者の尊厳を守ることにつながると信じる」と力を込めた。

◇

警察から警察医として嘱託を受けた地域の医師は、それぞれ病院や診療所での多忙な業務の傍ら、異状死体の検案を行う。県内では各警察署管内で3人程度の医師が委嘱され、2019年は36人が警察医として活動している。

検案の要請は昼夜を問わない。日中の場合は病院や診療所での患者の受け入れを中断し、遺体の発見現場や警察署の霊安室に向かうこともある。秋田市で診療所を営む木村医師も「お知らせ」の貼り紙をして出動する。

ある捜査関係者が「激しく損傷した遺体もある中、報酬はわずか。先

検案

医師が遺体の表面の状態や病歴などから死因、死亡時刻などを判断すること。警察医は、警察から遺体の発見状況や身元について説明を受けた上で、遺体から血液や髄液を採取するなどして事件性の有無を判断する。この際、警察は遺体や現場の調査、関係者への事情聴取などで犯罪との関連を調べる「検視」を行う。

異状死体発見後の流れ

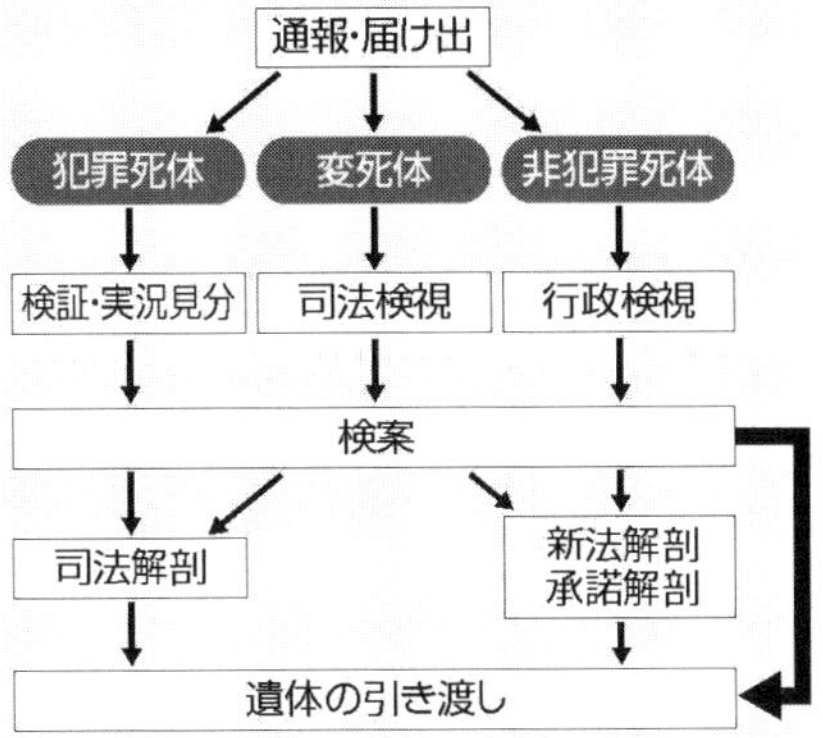

生方には頭が下がる」と語るように検案は容易な仕事ではない。遺体は白骨化していたり、まるで蝋のように白く変色していたりと様々。焼け焦げてしまっているケースもある。

木村医師は「警察医たちは悩みながら、もの言わぬ遺体に残る、限られた手がかりを探している」と明かす。人知れず亡くなった人に何があったのか。最期の状況に迫り、死因をはっきりさせようと、警察医は使命感に燃えている。だからこそ、検案の結果、少しでも事件性が疑われる場合には、警察に解剖を行うよう求めるという。

「死因をはっきりさせるため、できるだけの手を尽くす。それが務めだ」と口を固く結ぶ木村医師。亡くなった人の人生に報い、遺体と向き合う警察医たちの思いを代弁する。

悲しむ遺族にも配慮

県警が「異状死体」として対応したケースの多くは「病死」だ。しかし、事件性の有無を調べるため現場や遺体の状況を詳しく調べるのはもちろん、遺族には、家族関係や生命保険の加入状況など立ち入ったことを聴取する。

2018年は1380の異状死体について捜査した。このうち、1人の女性遺体が、夫からの家庭内暴力の末に死亡した、傷害致死事件の被害者であることが判明。一方、60・5％に当たる835体が病死、14・9％に当たる205体が自殺で、事件性が確かめられたのは1体だった。

◇

医師法の規定では、医師には、異状死体を認めた場合、24時間以内に警察へ届け出ることが義務づけられている。

このほか、自宅の室内などで死亡した肉親を見つけた遺族らが、警察や消防に直接、通報することもある。病状の経過を知る主治医と連絡を取れば病死と診断できるが、通報することで〝警察沙汰〟となる。ある捜査関係者は「現場で直ちに病死と判断できない以上、一通りのことを確認せざるを得ない」と明かす。

県内の実態を踏まえ、異状死体として対応するケースを減らすための議論を呼びかける警察医がいる。19年で12年目のキャリアを持つ小泉亮医師（52）だ。

小泉医師は能代市で診療所を営む傍ら、これまでに約750の遺体を

異状死体の内訳

死因	
病死	835
自殺	205
他殺	1
その他	339

年齢別	
20歳未満	8
20歳代	23
30歳代	29
40歳代	78
50歳代	115
60歳代	261
70歳代	282
80歳代	441
90歳代	137
その他	6

※県警まとめ。2018年

（単位＝体）

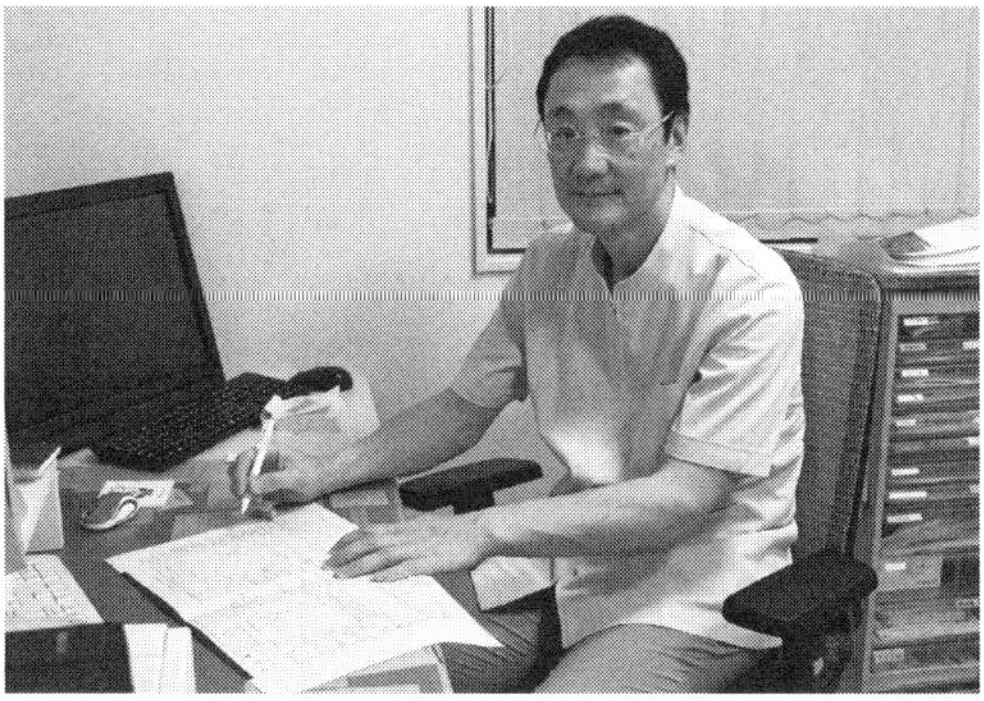

「明らかな病死」のケースを異状死体として調べる現状に一石を投じる小泉医師

検案してきた。中でも、強烈な印象が残っているのが、08年夏に警察医として初めて検案した高齢男性の遺体だ。電車にひかれ、顔は原形をとどめないほど崩れ、手足はバラバラ。能代署の霊安室の台に安置された様子を、「肉片が、人体の形に丁寧に並べられていた。動悸が止まらなかった」と振り返る。

◇

大変な仕事を安易に請け負ってしまったと思い、その後も無残な遺体を目にするたびに心が折れそうになりながらも、どうにかやってきた。経験を積んだ今、小泉医師は気付いた。「肉親を失った悲しみと混乱の渦中にある遺族が余計に苦しんでいる」。事件や事故に巻き込まれたとは考えられず、病死は明白というケースまで異状死体として扱うのを回避するために何ができるのかを考えた。

そして、小泉医師が提唱するのは、主治医と患者の家族との間での連携だ。患者が亡くなった場合の対応を話し合っておくことで、無用な〝警察沙汰〟にならないように備えようという試みだ。

「主治医にも、患者の最期をみとりたいという思いはあるはずだ。検視官や警察医が出動することもなくなる」と小泉医師。なにより、悲しみに暮れる遺族に負担がかからないようにとの思いがある。事件の被害者の無念を晴らすための死因究明の重要性と併せた、大切な課題だ。

推進県の異変

死因が明らかではない「異状死体」の死因究明に積極的だった秋田県で、〝異変〟が生じた。２０１９年中に行われた司法解剖は86件と、前年の半数以下に落ち込み、死因究明に携わる医療関係者の間に波紋が広がっている。異変の背景を探る。

医師会 異例の解剖要望

「司法解剖の実施についてご考慮いただきたい」

２０１９年７月、県警本部。県医師会の関係者らが、「司法解剖に関する要望について」と題した文書を永井広幸刑事部長に手渡した。19年

県内の司法解剖件数と検視官臨場率の推移

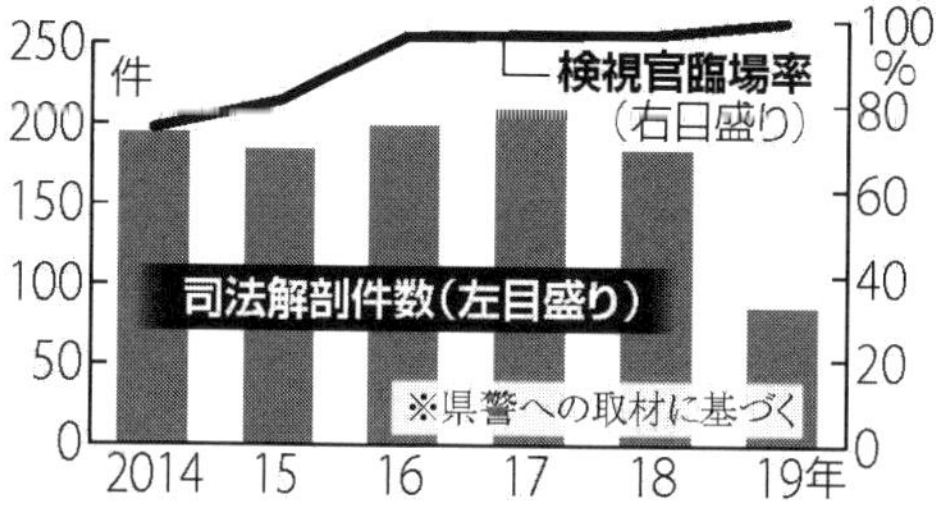

の上半期（1～6月）、司法解剖の件数が、前年同期を大幅に下回った状況に、県医師会が異例の対応をとった形だ。

文書で、県医師会は「県内において異状死体が発見された際に、司法解剖に移行する件数が減少している」などと指摘。「死因究明は住民等の不安を解消するために必要」として、県警に司法解剖の実施への理解を求めた。ただ、県医師会が申し入れた後も状況は変わらず、19年1年間の司法解剖実施件数は、前年を大幅に割り込む結果となった。

本県は従来、司法解剖を含む法医解剖に対する前向きな姿勢が目立っていた。19年に生じた〝異変〟は、死因究明に携わる医療関係者らを戸惑わせた。

北欧諸国では、解剖率が約8～9割に及ぶとされる一方、日本は解剖率が低いことで知られる。警察庁によると、18年の全国の死体取扱数に占める解剖数の割合（解剖率）は12％。一方、同年の秋田県の解剖率は14・2％。中でも司法解剖が占める割合（司法解剖率）は13・3％で、47都道府県の中では富山に次ぐ2番目の高さだ。14～17年で見ても、司法解剖は年間184～209件行われ、司法解剖率は12・2～15・1％で推移するなど、死因究明に向けた積極的な姿勢が際立った。

ところが、19年は一転、司法解剖率は6・4％に下落した。異変の背景に何があったのか。

県警は、殺人事件などの重大犯罪を専門とする捜査1課に十数人の検視係を置いている。検視官らは24時間態勢で、異状死体の発見現場へ急行する。19年中の死体取扱数に占める、検視官らの臨場数の割合は99・6％（前年比3ポイント増）と高い。県警は「検視官らが現場で、一体一体について適正な検視を行った上で、解剖の必要性を捜査幹部に報告している」と説明。捜査段階で、適正に事件性の有無を判断しているとの認識を示した。ある捜査関係者は「経験が長く、能力の高い検視官であれば、司法解剖をしないという判断もしやすくなる」と話す。

ただ、1年間で解剖数が半減した事態は、死因究明に携わる医療関係者の間では見過ごすことの出来ない事態といえる。

千葉大法医学教育研究センターの岩瀬博太郎教授（法医学）は「法医学的な観点から言えば、状況調査、死体の外表観察、簡易な検査のみを行う検視だけで、警察がどのように犯罪性を否定しているのか大いに疑問だ」と指摘する。警察医として20年にわたり検案に携わってきた医師の木村衛・県警察医会長は「高齢化による多死社会を迎える中でも死因究明の重要性は変わらない」とした上で、「秋田はこれまで県や医師会、県警がうまく連携してきた死因究明の『推進県』だった。今の状況はあまりにもったいない」と事態を危惧する。

県警の死因究明に対する意識が問われている。

◆治療、新薬開発にも関係

秋田大法医科学講座　美作宗太郎教授の話

死因の究明は、犯罪死の見逃し防止だけでなく、保健衛生行政や学術研究の上でも重要。秋田県でどのような疾患が増え、予防にどれくらいの予算を使えばいいのか、どのような事故が起き、対策を講じるのか、ということの検討材料になる。医療機器や新薬の開発にも関係する。死因が正しく究明されないと、社会に誤った認識が広がり、無駄な研究費、公共事業費を使うことにもつながりかねない。死因統計は本来、信用性が高くないといけない。

解剖なく特定　困難

２０１９年10月、秋田市内で開かれた県警察医・警察歯科医連絡会議。

鈴木達也県警本部長（当時）は、集まった警察医や関係者を前にこう述べた。

「死体の取り扱いの知識や経験不足が懸念される若手捜査員の早期育成が喫緊の課題」。捜査の精度向上は、事故死や犯罪死の見逃しを防ぐ意味でも欠かせない。ただ、過去には死因の誤認で被害が拡大したり、事件の発覚が遅れたりしたケースもあった。

06年に発覚したパロマ工業製湯沸かし器による一酸化炭素中毒死事故では、多くの犠牲者が当初、「病死」と間違われ、被害が多発した。09年に埼玉や鳥取で発覚した連続不審死事件や、13年に発覚した近畿地方での青酸化合物による連続変死事件でも、犯罪死の見逃しが指摘され、死因究明の重要性が叫ばれるようになった。

死体を解剖せずに死因を特定することは困難を極める。「検案だけで死因を決めることには限界がある。毎回悩みながら（死体検案書を）書いている」。県内のある警察医はこう打ち明けた。

警察による検視とともに医師が行う検案は、主に遺体の表面の状態や病歴、遺体から採取する血液、髄液などから死因を推定する。はっきりした死因の特定は難しく、「死因不詳」とされるケースも多いという。

2018年の解剖率が高かった都道府県

	死体取扱数	総解剖率	司法解剖率
神奈川	12285	40.7%	4.7%
兵庫	5273	36.4%	4.8%
沖縄	1757	24.6%	11.5%
東京	21702	17.2%	0.9%
島根	972	14.4%	10.4%
富山	1379	14.2%	13.9%
秋田	1380	14.2%	13.3%
青森	2161	13.4%	13.0%

※警察庁への取材に基づく

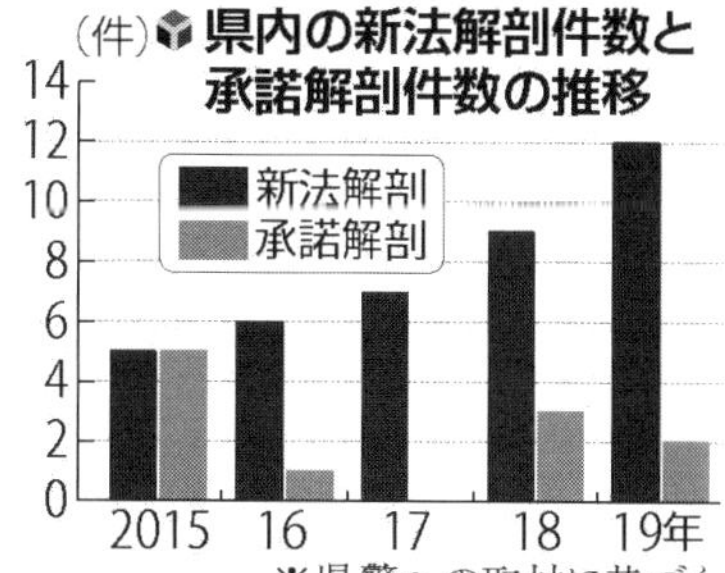

※県警への取材に基づく

近年は、全国的にコンピューター断層撮影（ＣＴ）などの画像を利用した「死亡時画像診断」の活用が進んでいるが、画像診断のみでは死因を特定するには十分ではないとの指摘がある。

09年3月まで県内で法医解剖を担当していた元秋田大法医科学講座教授の吉岡尚文氏は「ＣＴはあくまでも、死因を調べるための補助的な手段。ＣＴの所見と死因との関連性については、十分に吟味する必要がある」と話す。千葉大法医学教育研究センターの岩瀬博太郎教授（法医学）も「専門でない医師に、法医学的に不十分な検査しか実施させずに死因を診断させている以上、犯罪死も見逃す結果につながるのは当然と言える」と突き放す。

事件性がないとしても、死因の究明は病気や新薬の研究開発など保健行政上、大きな役割を持っている。

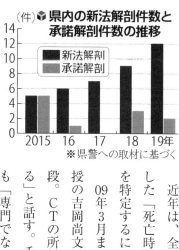

13年には「死因・身元調査法」が施行され、警察署長の権限で、遺族の承諾がなくても実施できる「新法解剖」が始まった。ただ、県内では実績が少なく、過去5年で見ても、年間10件前後となっている。

「諸外国に比べ、必ずしも十分なものとは言いがたい」とされる日本の死因究明制度。20年4月には、死因究明のための施策を定め、実施することを国や地方公共団体の「責務」と位置付ける「死因究明推進基本法」が施行された。

しかし、法施行を前に解剖率が急激に低下。秋田県では、ともすれば死因を明確にしたいという意思がないと受け取られても仕方がないような事態といえる。異状死体を扱う県警には、事態を改善する姿勢が求められる。

◆解剖負担大 予算措置を

鹿角署管内で警察医を務める大里祐一医師の話

解剖は死因究明に欠かせないが、現状では全例を解剖することは、物理的に難しいだろう。法医の負担はもちろん、県土が広大な秋田では、警察官にとっても大きな負担になっている。鹿角署の場合、署から解剖が行われる秋田大までの移動時間は片道約2時間以上。同行する署員2人程度は解剖にも立ち会い、1日がかりの作業となる。警察の業務は多岐にわたる。秋田市から遠く離れた警察署では人員不足で難儀している部分もあるはず。現場の状況に配慮した予算措置などが必要だ。

新型コロナウイルス

県内の医療の現場

感染拡大に歯止めがかからない新型コロナウイルス。医師や看護師、機材など医療資源の乏しい県内で、関係機関は未曽有の危機にどう立ち向かうのか。地域医療が直面する課題について伝える。

仮設診療所で負担減へ 「山場」5月へ整備急務

「現場の累積疲労は大変なもの。なにより自分も感染しないかという不安感、恐怖感もある」。2020年4月、県内で、感染の疑いがある

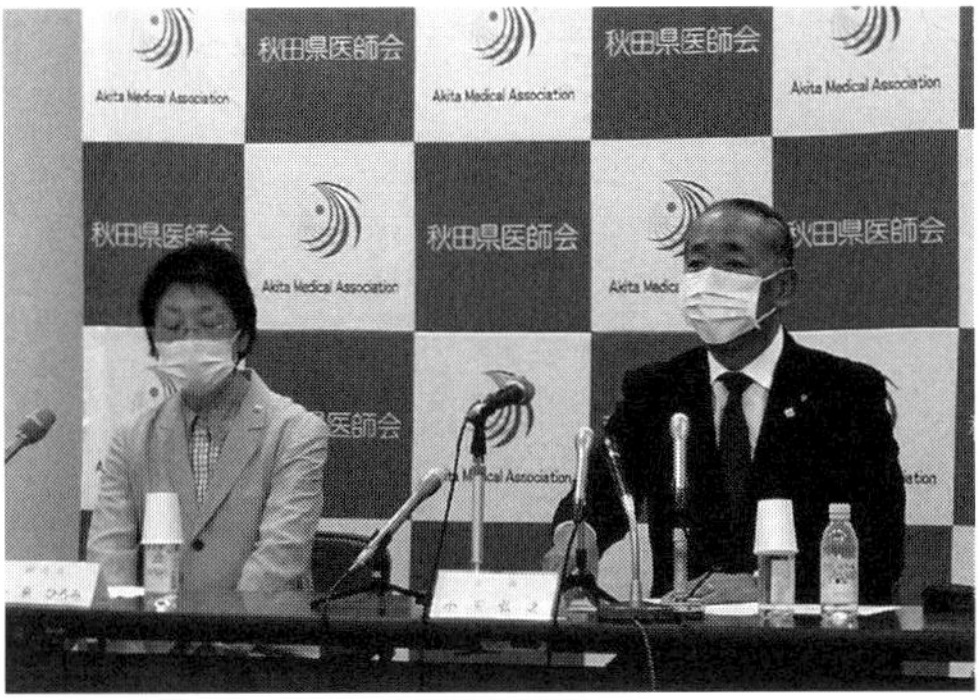

仮設診療所の構想を説明する県医師会の小玉会長（右）と小泉副会長

患者の検体採取にあたる「帰国者・接触者外来」を担うある医療機関の医師はそう心中を語った。

　感染の拡大に伴い、県内でも4月の1日あたりの平均検査数は20・6件（26日現在）と、2月14〜29日（2・7件）の7倍以上に増えた。感染者を受け入れている全国各地の病院で職員の感染が次々と判明する中、この医療機関でも感染を防ぐために職員らが大きなストレスにさらされているという。

「患者に接した後、防護具を脱ぐ作業が一番危ない。家族にうつすと大変だからと、自宅に帰れない職員もいる」。現場の負担は日に日に重みを増している。

◇

　こうした負担を軽減する「とりで」として、県医師会や県が目指すのが仮設診療所の開設だった。構想では県内に10か所設置。医師や看護師ら4人程度を1チームとして感染の疑いがある患者の診察や検査のための検体採取にあたる。「帰国者・接触者外来」の機能を輪番制で担うことで、感染症指定医療機関が患者の入院治療に専念できるようにすることが狙いだ。

県内では09年に新型インフルエンザが流行した際にも各地の医師が輪番制で診察や検査を行う発熱外来が設置され、３５０を超える医療機関の医師が協力した。県医師会の小玉弘之会長は「5月の連休が一つの山場。大急ぎで体制を整える必要がある」と話していた。

◇

ただ、仮設診療所の開設をめぐっては課題も多かった。

ある医師は「家族からはやめてほしいと言われている」と打ち明ける。新型インフルエンザと異なり、特効薬やワクチンが開発されておらず、もし感染すれば自分の診療所も閉めなくてはいけなくなる。「いざとなれば行くが、万が一の時の補償はどうなるのか」と不安は尽きない。

さらに場所の確保や検査態勢の確保も課題となる。

秋田市の穂積志市長は記者会見で「相当な混雑も予想され、相当なスペースも必要になる。密接な濃厚接触もありうる中でそれがクリアできるのか」と指摘した。

横手市医師会では会員への意向調査の結果、少なくとも開業医15人から協力を得られる回答を得た。場所についても市との協議が進んでいる。

ただ、仮設診療所を作り、検体を採取しても、次はウイルスの有無を判定する検査能力の問題が出てくる。同会の西成忍会長は「迅速に検査できなければ、多くの疑い患者が出たときにすぐに受診できないおそれがある。検査態勢そのものをさらに広げる努力が必要だ」と指摘する。

検査 1日100件が上限 院内感染阻止へ増強を

「BIOHAZARD 健康環境センター職員以外立ち入り禁止」。秋田市千秋久保田町の県健康環境センター4階。関係者以外の立ち入りが禁止された区域の中に、感染が疑われる患者の検査を担う「P3実験室」はある。

センターでは職員の臨床検査技師らが6人態勢で検査を実施。インフルエンザなどウイルス性感染症の発生動向調査といった日常業務と並行しながら、1日約20件のPCR検査を行う新型コロナウイルス対策の中枢だ。同センターの斎藤博之保健衛生部長（医学博士）は「一刻も早く結果を伝えられるよう、職員は全力を注いでいる」と話す。

◇

帰国者・接触者外来で採取された検体は、試験管や筒状のプラスチック容器、段ボールなど三重以上に梱包され、保健所職員によって同センターや秋田市保健所などの検査機関に運び込まれる。

センターではガウンやキャップ、ゴーグル、二重の手袋などの感染防護具に身を包んだ職員が、ウイルスが外部に出ないよう減圧された実験室内で搬送容器を開封。検体が付着した綿棒からウイルスの遺伝子を抽出し、PCR装置にセットする。遺伝子の抽出までにかかる時間は2～3時間程度。装置にかけてからさらに2時間程度はかかり、結果が出るまでには約6時間。夕方に検体が持ち込まれれば、作業は深夜に及ぶこともある。

◇

センターは1台30件の検査が可能なPCR装置を2台保有。検査が公的医療保険の適用対象になったことを受け、県総合保健事業団（秋田市）も検査態勢を整備し、県内の検査能力は1日100件規模となった。

それでも、感染者の隔離・治療のほか、感染拡大防止の面でさらなる検査態勢の強化は欠かせない。要因の一つが日本各地で発生する院内感染への懸念だ。中通総合病院（秋田市）の鈴木敏文院長は関係者が集まった対策協議会で、「事前の連絡がないまま患者が救急外来にきて渡り歩く場合がある。そこから職員の感染や院内感染につながると大変なことになる」と危機感をあらわにした。

県の「あきた帰国者・接触者相談センター」に寄せられた相談件数は、設置された２０２０年３月２日から４月27日までに６１２８件。行われた検査数は２月14日～４月26日に計８１８件。県は20年度一般会計補正予算に１５００万円を計上し、民間の検査機関などにさらに４台の検査装置の配備を進めたい考えだが、思うように進んでいないという。

県の担当者は言う。「感染防御の設備や検査スタッフが限られる中で、装置を増やすのは難しい。協力を呼びかけていくしかない」

「感染爆発」病床足りず　療養施設、人材の確保急務

「最悪のシナリオを考えると、さらに広げる努力は必要かと思う」

２０２０年４月９日、秋田市内で開かれた新型コロナウイルス感染症対策協議会。県の担当者が感染者に対応する病床数を当初の９病院30床から14病院93床に拡充できるめどがたったと報告すると、出席する委員からはさらに入院先を増やすよう求める声が上がった。

最悪のシナリオ――。国の推計式に基づく県の試算では、県内で感染爆発が起こると、ピーク時の1日あたりの医療需要は重症患者が69・6人、入院患者が２０８８・６人、外来患者が３５８０・９人に上る。一方、県はその後も病床数の拡充を図っているものの、これまでに確保できた病床は15病院１０５床で、内訳は、人工呼吸器や人工肺が必要とされる重篤患者向けが５床、酸素吸入器が必要とされる重症患者向けが50床、中等症・軽症者向けが50床。重篤患者や重症患者の治療に使う体外式膜型人工肺（ＥＣＭＯ（エクモ））と人工呼吸器は、それぞれ４台、29台（４月９日現在）にとどまる。

県医務薬事課の担当者は「途方もない数字。現実にならないよう外出自粛などを強く呼びかけたい」と話した。

◇

新型コロナウイルス対策の難しさの一つは、感染経路が特定できない感染者が増加したり、大規模なクラスター（感染集団）が確認されたりした場合、入院先が一気に満床になる恐れがある点だ。

20年３月中旬まで感染者が１人だった福井県では、夜の飲食店で発生したクラスターで状況が一変。４月28日現在の感染者数は１２２人に上った。

国は当初、医療崩壊を避けるため自宅療養についても都道府県に勧めていたが、重症化リスクの高い高齢者世帯が多いなどとして県は早くから「自宅療養は最後の手段」（保健・疾病対策課）と指摘。高齢者や基礎疾患があるなど重症化のリスクが高い人は、症状が軽くても入院できるようにする予定だ。そのためにも、リスクの低い軽症者や無症状の感染者を療養させるための受け入れ施設と体制の確保が急務だ。

◇

県医師会などは４月、現在は医療現場を離れている看護師や保健師らの活用を目指した予防対策研修会を始めた。感染や検査の仕組みについての講義や感染を防ぐガウンの着脱などの実習を行う。県が目指す療養先２００室を確保しても、宿泊者の健康管理のための看護師や保健師が必要となるからだ。外出ができない宿泊者のため、食事の配給やゴミの廃棄などの生活面をサポートする要員も必要になる。

同会の島田薫常任理事は「人的にも施設的にも医療資源が豊富ではなく、感染拡大が始まった場合に医療崩壊は遠くない。今の段階から態勢を整える必要がある」と対応を急いだ。

感染拡大への備え

世界中を医療崩壊の危機に陥れた新型コロナウイルス感染症。県内は「第1波」で医療物資の不足や、感染者や医療従事者への中傷など様々な問題が噴出した。かつてない地域医療の危機を教訓に、感染拡大にどのような備えが必要かを考える。

ＰＣＲ検査増へ拡充

◆仮設診療所や機器配備

「第1波の前後で、我々は感染制御に関する考え方をグレードアップしていかなくてはならない」

秋田大が1日あたり最大１００件の検査を可能とする「ＰＣＲラボ」の設置を発表した２０２０年6月10日、同大呼吸器内科学講座の中山勝敏教授（57）は集まった報道陣を前にそう力を込めた。

県外では、緊急事態宣言にともない都道府県間の人の流れが遮断されてからも感染拡大は続いた。ピーク時に秋田県と同程度の入院患者数が推計されていた石川県では、流行が1か月半から2か月にわたって継続し、200床もの入院治療体制が必要になった。

中山教授は「決して秋田県も無縁ではない。第1波を参考に、対応可能な病床の確保と検査態勢の充実が必要だ」と危機感をあらわにした。

◇

1日最大の入院患者は2088・6人、外来患者は3580・9人――。第1波で当初想定されたそんな最悪のシナリオは回避されたが、感染拡大でどの程度の医療体制が求められるのか。厚生労働省は6月19日、専門家による「新たな流行シナリオ」に基づき患者の推計を行うよう都道府県に通知。7月末をめどに入院先や療養先などの医療提供体制を整備するよう求めた。

「新たな流行シナリオ」では、患者数の推移や外出自粛の呼びかけなどの効果をふまえて推計。1人の感染者が何人にうつすかを示す「実効再生産数」が3月の東京都並みに推移した場合、県内の患者総数は243～523人、入院患者数は175～393人と見込まれた。

県は入院先について「105床を確保した」とするが、即時入院できるのは30床。ほかは受け入れ準備に一定期間が必要な病床も含まれており、患者数の増加にどの程度の規模と早さで対応できるかは不透明だ。

◇

さらに、感染拡大に備えて最大のポイントとなるのがPCR検査態勢の拡充だ。医療崩壊を防ぐには、流行の始まりをできるだけ早く捉え、封じ込めることが欠かせない。

県保険医協会の調査では、医師が検査の必要性を指摘したにもかかわらず、保健所などに検査を拒否されたケースが10医療機関でのべ17例あったことが判明。ある医師は「感染規模が大きくなかった秋田ですら態勢が十分でないと、周りの医師から怒りの声が聞かれた」と明かす。

県内では開設済みの鹿角市を含め、10市で遅くとも9月までに仮設診療所を設置するめどがたった。唾液検査の導入や、地域の診療所から帰国者・接触者外来を直接受診できる運用変更などにより、検査数の増加も見込まれた。

県は季節性インフルエンザが流行する冬までに、全自動PCR検査機器3台の配備などを通じ、1日あたりの検査可能数を現在の200件か

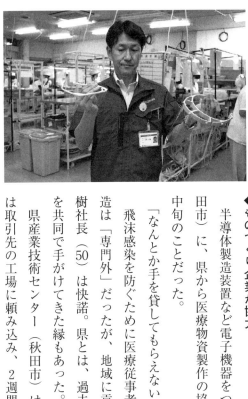

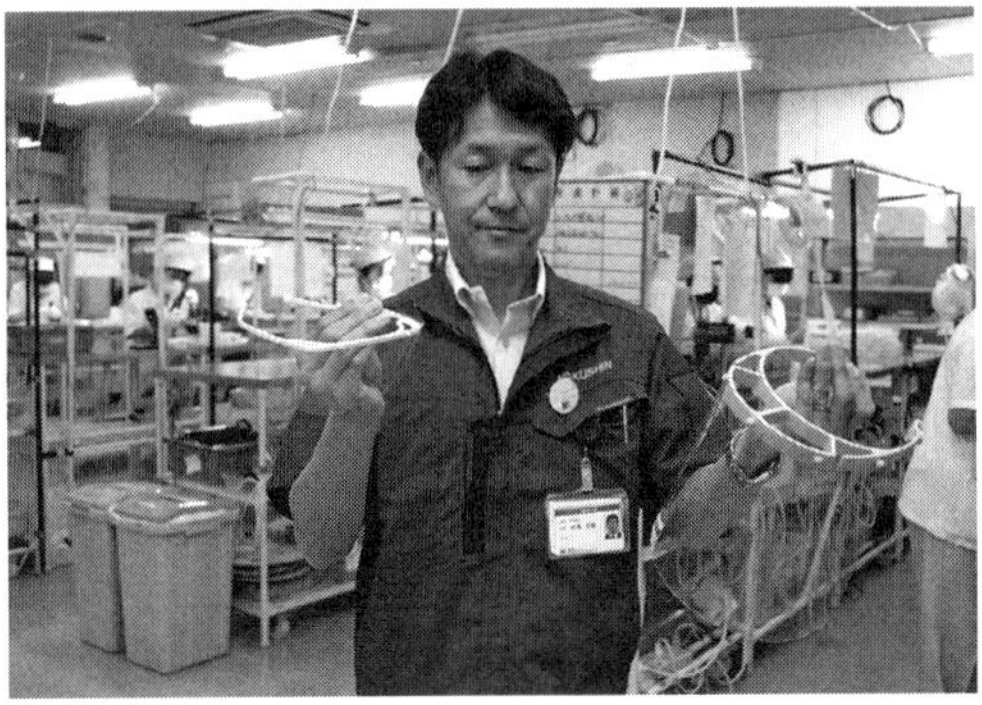
生産工場でフェースガードの試作品を確認するホクシンエレクトロニクスの佐藤社長

ら320件に強化したい考えだ。県の担当者は「第1波の教訓を生かし、対策を急ぎたい」と強調する。首都圏などでは再び感染者数が増加している。対策は時間との闘いでもある。

感染防護具 地産地消で

◆ものづくり企業が協力

半導体製造装置など電子機器をつくるホクシンエレクトロニクス（秋田市）に、県から医療物資製作の協力要請があったのは2020年4月中旬のことだった。

「なんとか手を貸してもらえないだろうか」

飛沫感染を防ぐために医療従事者が使用するフェースガードなどの製造は「専門外」だったが、地域に貢献したいと考えていた同社の佐藤宗樹社長（50）は快諾。県とは、過去に動物用医療機器の部品の研究開発を共同で手がけてきた縁もあった。

県産業技術センター（秋田市）は3Dプリンターで設計を支援。同社は取引先の工場に頼み込み、2週間足らずで金型を作製し、着け心地を良くするために何種類もの樹脂を試した。簡易ゴーグルやフェースシールドなど3種類の試作品を完成させ、主に医療機関に納入している。

佐藤社長は「人の目に触れるものを作ることができて喜びを感じる。これが会社のステップアップにつながれば」と話す。

◇

自社技術やノウハウを生かした企業の新たな挑戦を引き出したのは、新型コロナウイルスの感染拡大による深刻な医療物資不足だった。

県保険医協会が4月末～5月12日に県内の医科・歯科の開業医らを対象に実施した緊急調査では、50医療機関で、医療用マスクが「在庫1か月以内」を切っていたことが判明。防護服やフェースシールドについてはそれぞれ41医療機関と42医療機関が「既に在庫なし」と回答した。

県医療労働組合連合会（県医労連）が4月に実施した実態調査でも「マスクは2日に1枚。患者と接しない事務職員は支給なし」「ガウンもゴーグルも不足している」などと悲惨な声が数多く寄せられた。

看護師として自らも医療機関に勤務していた県医労連の松坂金浩書記長（60）は「1人の患者と接する度にマスクやナイロンの防護衣を替えるのが病院の常識。物資不足がいかに職員にとってストレスだったか」

と現場の苦労をおもんぱかる。

◇

こうした状況を踏まえ、県が地域の中小企業による医療用品の開発を後押しした。4月から県内のものづくり企業を募集し、低コストで海外で生産される製品が多い使い捨てのガウン、フェースシールドなどの感染防護具を、県内で供給できる〝地産地消〟の体制構築を図った。県内外から41社の登録があり、ホクシンエレクトロニクスをはじめ、すでに4社が防護具の生産体制を整えている。

県はこれを機に医療産業への進出を考える企業が増えることを期待する。県地域産業振興課の担当者は「これからはウイルスと共生する『ウィズコロナ』の時代。医療物資が必要なときに必要なだけ地域でまかなえる体制を作り、医療従事者を支えたい」としている。

誹謗中傷　医療者にも

◆県医師会が相談窓口

「またバカのせいでコロナ出ました」「脳ミソ有る?」

県内で新型コロナウイルスの陽性患者が相次いで確認された2020年4月上旬。ソーシャル・ネットワーキング・サービス（SNS）上では、感染者に対する誹謗中傷の書き込みがあふれた。

その矛先は医療従事者にも向けられ、県医療労働組合連合会（県医労連）が4月半ばに実施した調査では、職員が「ウイルス扱いされた」と回答した病院もあった。県内八つの各2次医療圏で中核病院を運営する秋田県厚生連の労働組合・秋厚労は、病院職員が美容院から来店を拒まれたり、職員が外食をしたことをSNSに書き込まれて非難されたりしたケースも把握している。

秋厚労の中村悟中央執行委員長（56）は「県内では感染例が『たった16人』という言われ方をするが、医療従事者にはその何倍もの負担がかかっている」と現場の思いを代弁する。

◇

感染者や医療従事者に対するこうした攻撃は、感染防止のため人との接触を避けなければならないストレスと無関係ではない。秋田大教育文化学部の柴田健教授（56）（臨床心理学）は「本来、人は社会的なつながりを求めることでストレスの軽減を図るが、これが出来ないと闘うか逃げるかのどちらかを選んで脅威に備える。心ない差別や中傷はこうした闘争反応の表れだ」と指摘する。

「感染した人は何か悪いことをしたに違いない」という思考のゆがみや、「誰かをいけにえにして自分たちの安全を保とう」という心理から、感染者や医療関係者を非難の対象にしてしまうという。柴田教授は「不安やストレスの低減に効果的なのは電話や手紙など様々な手段で人と連絡を取り合うこと。連絡を取れる人が周りにいるとイメージできるだけでも安心につながる」と指摘する。

◇

県内では患者が受診した医療機関を特定しようとする動きもあったといい、ある医師は「地方では一時休業すればあっという間にうわさが広がる。診療を再開しても風評被害で患者が戻らないケースがあった」と打ち明ける。

コロナ禍に立ち向かうには、こうした中傷や風評被害から医療機関や医療従事者を守る必要がある。県医師会は医療機関向けの相談窓口を設置。法務省も電話窓口（0570・003・110、平日午前8時半～午後5時15分）や、インターネット窓口（https://www.jinken.go.jp/）

を設け、相談を受け付けている。

県医師会の伊藤伸一副会長（63）は「差別や偏見は感染拡大防止の妨げにもつながる。誰がいつ感染するかはわからない。自分事としてとらえ、正しい情報に基づいて倫理的に行動をしてほしい」と呼びかけている。

新型コロナQ＆A

新型コロナウイルスの感染拡大が警戒される中、これまでに判明したウイルスの特徴などについて専門家に聞いた。

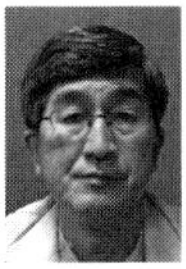

県医師会感染症・危機管理担当理事
朝倉 健一さん

①感染拡大 どんな環境で

◆高温多湿でも注意

Q 新型コロナウイルスには種類があるのですか

A 大きく分けて「欧州株」「中国株」「アメリカ株」の3種類があるとされます。ウイルスは、自身をコピーする時のミスで「変異」が起きます。このため、土地ごとに主流となる種類が少しずつ変わってくるのです。流行が広がるほど変異が強くなり、ウイルスの毒性も強くなる可能性が高いとされています。細かく分けると、すでに500種類以上にも及ぶとされ、ワクチンが完成してもその頃には効果がないという事態も危惧されています。

Q どのような環境で感染拡大しますか

A ある研究ではセ氏4度で最も高い安定性を示すなど、低温や乾燥に強いとされています。一方、シンガポールでは外国人労働者の間で感染が拡大するなど、高温多湿の国でも環境要因によっては流行が広がるケースもあります。ウイルスは紙やステンレス、プラスチックなど様々な環境で何時間も残ることが分かっています。このため、手洗いや、人と共有して使う物の消毒が感染予防に有効なのです。

②発熱、倦怠感以外の症状は

◆嗅覚や味覚異常も

Q　発熱や倦怠感以外の症状も指摘されています

A　においや味を感じにくくなる症状が、世界中で報告されています。日本では2020年3月下旬、プロ野球・阪神タイガースの藤浪晋太郎投手らの感染事例をきっかけに、広く知られるようになりました。

鼻からウイルスが入ると、鼻の奥で炎症が起き、細胞が腫れます。そうすると、嗅覚を感じる細胞が周りから圧迫されてにおいを感じなくなるのです。同じような状態が口の中で起きると味覚異常になります。

また、海外では、血管に炎症が起きて脳梗塞や心筋梗塞のリスクを抱える「川崎病」に似た症状が、重症化した子どもたちにみられるとの報告も相次いでいます。

Q　どういった場合に重症化するのですか

A　発症の時点で重症化するかどうかの判断は困難です。今までは基礎疾患のある人がリスクが高いと言われていましたが、最近では、海外で持病のない若い人が亡くなるケースが報告されています。重症化した場合、発症してから7～10日目に息切れなどの呼吸困難が表れて急変し、酸素吸入器や人工呼吸器の装着が必要になります。

③感染力強い時期は

◆発症2日前から

Q　感染力の強い時期はいつですか

A　新型コロナウイルスは、発症する2日前から発症後5日くらいまでが感染力のピークだとされています。統計学的には発症後8日程度で感染力は低下するとされますが、個人差があります。

無症状であっても人に感染させる恐れがあるため、人との接触をできるだけ避けることが必要です。人と会話をする場合は、▽2メートル以上の間隔をあける▽換気を頻繁に行う▽マスクを着用する――などを心がけることが必要です。

Q　海外では、エアコンの気流がクラスター（感

染集団）を形成したという事例が報告されています

Ａ　くしゃみやつばによる飛沫感染や接触感染以外に指摘されているのが、エアロゾルと呼ばれる、ウイルスを含むごく小さな水滴からの感染です。換気がされていない空間では3時間以上も空中を漂っているとされ、エアコンなどで拡散されると、普通の飛沫では届かない距離にいる人にも感染の恐れがあります。このため、「密閉」空間を避ける必要があるのです。

④感染検査の種類は

◆抗原検査で迅速判定

Ｑ　新型コロナウイルスの感染を調べる検査にも種類があるのですか

Ａ　遺伝子の有無を調べる「ＰＣＲ検査」、鼻の粘液などから特異的な物質を調べる「抗原検査」、血中の抗体の有無を調べる「抗体検査」があります。

インフルエンザの診断にもよく使われているのが抗原検査で、30分程度で感染の有無が分かります。精度は今後向上していくと思われますが、陰性の場合は改めてＰＣＲ検査が求められます。

抗体検査は、体内に侵入したウイルスに対してできる抗体の有無を調べます。抗体ができるのは感染後しばらくしてからなので、感染の広がりを調べるのに有用です。

Ｑ　治療薬やワクチンの開発状況を教えてください

Ａ　新型コロナウイルス感染症の治療薬として、国内では抗ウイルス薬「レムデシビル」が承認され、今後「アビガン」の承認も予定されています。

ワクチンは世界各地で開発が進んでいますが、安全性と有効性が検証されるまで時間がかかるため、実用化には最低でも1年くらいはかかるのではないかといわれています。

⑤相談・受診の目安は

◆症状強ければ相談を

Q　新型コロナウイルスへの感染が疑われる場合の相談・受診の目安はどのように変わりましたか

A　これまでは「37・5度以上の発熱が4日以上続く」場合とされていましたが、新たな目安では体温や日数の基準はありません。息苦しさや強いだるさ、高熱、空せきなどの強い症状がある場合、帰国者・接触者相談センターに相談するようにしてください。高齢者や、糖尿病、心不全といった基礎疾患のある人は、比較的軽い風邪症状があった場合も相談が必要です。

Q　複数の医療機関を受診することを避けるよう呼びかけていますが、なぜですか

A　「第1波」では、感染の疑いがある患者が複数の医療機関を受診することで感染が拡大したケースがあったためです。受診の際はこれまでと同様に、マスクの着用などを徹底し、あらかじめ電話で相談するようにしてください。

⑥なぜ世界で大流行

◆無症状者が感染源か

Q　世界中の感染者数が１０００万人を超え、死者数も50万人超に及んでいます。世界的に広がった要因は

A　新型コロナウイルス感染症の世界的な拡大は、無症状の人がウイルスを運び感染源となることが要因の一つとして考えられます。例えば、２００２～03年に世界で流行したＳＡＲＳ（重症急性呼吸器症候群）は同じく新型のコロナウイルスによる感染症でしたが、無症状の感染者はまれとされます。このため患者の確認が容易で、早期の隔離や入院措置が可能でした。感染者数は約８０００人で、大規模な流行は中国やカナダなど一部の国や地域にとどまりました。

Q　過去にも感染症の世界的な大流行がありましたか

A　１９１８～20年、「スペイン風邪」の俗称

で知られるインフルエンザが世界中で猛威をふるいました。正確な数字は不明ですが、死者は4000万人以上に及ぶとも言われます。この間、3回の流行がみられ、第2波は第1波より毒性を強め、若者を中心に多くの人が亡くなりました。ちょうど100年前にもこういった事例があったということを教訓に、感染予防に努めてほしいと思います。

⑦唾液検査の利点は

◆医療従事者　感染リスク減

Q　新たに認められた唾液を使ったPCR検査はどのようなものですか

A　感染の有無を調べるPCR検査で、これまで検体として使われていたのは主に鼻の奥の粘液です。一方、国内の研究班が鼻の粘液と唾液で検査の精度を比べたところ、発症から9日以内であれば、結果にほとんど差がないことがわかりました。感染の疑いがある患者本人に容器を渡し、2ccc程度の唾液を出してもらえば、検体として使えるため、今後急速に普及すると思われます。

Q　唾液検査にはどのようなメリットがありますか

A　これまで検体を採取する際は、医療従事者が綿棒を患者の鼻の奥に差し込む必要がありました。この刺激によって患者がせきやくしゃみをして、そのしぶきを浴びて感染するケースがあったのです。県内では2次医療圏ごとに検体の採取や診療を担う仮設診療所の設置が進んでいますが、感染リスクの少ない唾液検査が導入されることで、参加する医療従事者が増えることも期待されます。

⑧BCG接種の効果は

◆「重症化」低減　根拠なく

Q　日本では人口あたりの死者が少なく、要因の一つとしてBCGワクチンの接種が指摘されています

A　日本では人口100万人あたりの死者数が

数人で、数百人規模の欧米よりもはるかに少なくなっています。要因の一つとして、結核を予防するBCGワクチンの接種が影響しているのではないかという仮説があります。日本では幼少期に接種が求められており、これが新型コロナウイルスに対しても免疫を高め、重症化するリスクを下げているのではないかと言われているのです。

ただし、その根拠は科学的に証明されていません。特に高齢者などがこれからBCGワクチンを接種しても、過剰な免疫反応が起こる可能性があるとして、各学会は「新型コロナウイルス対策としての使用を推奨しない」との見解を示しています。

いずれにせよ、新型コロナウイルスへのワクチンの効果を確かめるには大規模な臨床試験が必要で、有効なワクチンの開発にはまだまだ時間がかかると思われます。

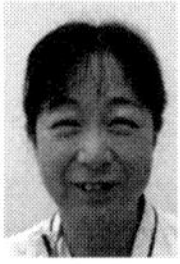

市立秋田総合病院・感染管理認定看護師
山本 由紀子さん

①マスク どんな効果

◆自身のせき、くしゃみ遮断

Q マスクにはどんな効果がありますか

A 自身のせきやくしゃみのしぶきが飛び散るのを防ぎ、周りへの感染を防ぐ効果があります。予防にはあまり効果がないといわれていますが、口元への保湿効果やしぶきが直接かかるのを防ぐ役割もあります。

Q 着け方の注意点を教えてください

A 隙間ができないよう、プリーツの開き方などを見て裏表に注意しましょう。マスクの効果を発揮するためには裏表を正しく着用することが大事です。鼻のあたりに入っているノーズクリップを鼻の形に合わせて折り曲げることも重要です。

Q 息苦しくてマスクをずらしたり、鼻を出したりしてしまいます

Ａ　鼻が出ていると、マスクの効果がなくなってしまいます。鼻を出したり、あごにかけたりすることは避けましょう。マスクの表面はいろんな物がついて汚染されているため、触ること自体がよくないことです。首元は汗をかいたり自分の唾が飛んでいたりと、結構汚れています。マスクを顔の下に下げて、戻す行為はそうしたものをマスクの内側に移すことになります。

②望ましいマスクは

◆不織布なければガーゼでも

Ｑ　どのようなマスクが望ましいですか

Ａ　平型や立体型、カップ型と様々な形があり、素材も不織布とガーゼのタイプがあります。ガーゼは編み目が粗く、ぬれやすいため、できれば不織布の方が好ましいでしょう。ただ、マスクが品切れの時はガーゼタイプで対応するのも一手です。その場合は、汚れたら洗ったり交換したりすることが重要です。

Ｑ　高性能のカップ型マスクが手に入らないのですが大丈夫でしょうか

Ａ　しぶきの微小な粒子の95％を防ぐ「N95マスク」は、感染者らと直接接触するような医療従事者が使用する高性能マスクで、一般の方や患者さんがつけるものではありません。正しく着用すると、3、4時間で息苦しさを覚えるほどで日常生活で使うものではないのです。

Ｑ　マスクの捨て方にも注意が必要ですか

Ａ　マスクを捨てるときは表面に触れず、耳ひもをつかんで捨ててください。せきやくしゃみ、鼻水が出ているようであれば、使用済みのものは袋に入れて密閉して捨てます。表面を触ってしまった場合は手をきちんと消毒しましょう。

③手洗い　なぜ重要？

◆口、鼻からの侵入防ぐ

Ｑ　手洗いはなぜ重要なのですか

Ａ　ウイルスや細菌などの病原体が体内に侵入

したり、他の人や物にうつしたりしないようにするためです。生活の様々な場面で使う手には、特に病原体がつきやすくなっているのです。

Q　手についた病原体はどのように体内に入るのですか

A　健常な皮膚から病原体が体内に入ることはありませんが、口や鼻の粘膜、目の結膜などから侵入します。人は無意識のうちに顔を1時間に20回触ると言われていて、手洗いをしないままご飯を食べたり、目をこすったりして、知らず知らずのうちに体内に病原体を運び込んでしまうのです。傷ついた皮膚からも浸入することがあるため、手荒れを防ぐことも重要です。

Q　手洗いのポイントは

A　手をぬらしてから適量のせっけんを手に取ります。手のひらや手の甲、指の間はもちろん、物を触る指先は最も念入りに洗いましょう。爪の間は、指先を立てて手のひらでこすりつけるのがポイントです。親指も反対の手で握るようにして洗いましょう。手首までしっかり洗えば完了です。30秒ほどかけて丁寧に洗うのが理想です。

④手洗いのタイミングは

◆帰宅時、食前　特に念入りに

Q　手洗いのタイミングを教えてください

A　外出先から帰宅したときや、食事や調理の前、トイレの後は特に念入りに流水とせっけんで手を洗いましょう。電車のつり革や公共の手すりなどを触った場合はアルコール消毒するのも有効です。

Q　せっけんはどのようなものを使えばよいですか

A　液状や泡状せっけんのポンプ式のものが好ましいです。ぬれた状態の固形せっけんは菌が繁殖しやすく、管理が難しいためです。

Q　手を拭く際はペーパータオルが好ましいのでしょうか

A　ぬれたタオルは菌が繁殖しやすく、感染症の流行期はタオルの共有を控えた方がいいでしょう。洗い残しのせいで、１枚のタオルを介して家庭の中で感染が広がることがあります。ペーパータオルを用意できない場合はこまめにタオルを交換することが重要です。

Q　公共施設などのトイレに備え付けられているハンドドライヤーは

A　しぶきが舞い上がってかえって自分の手を汚染する可能性があります。ペーパータオルやハンカチを使う方が好ましいでしょう。

おわりに

上小阿仁村で唯一の診療所で昨年、「無診察処方」が問題となった。80歳の常勤の内科医がインフルエンザに感染した。代わりの医師はいない。やむを得ず休診したが、患者が次々と診療所にやってくる。継続的に服用している持病の薬が切れてしまうからだ。

高齢患者らをむげに帰せなかったのだろう。内科医は、看護師から電話で患者の体調を聞き取って処方箋を出した。無診察での処方箋発行は医師法に抵触する。減給処分を受けたが、かばう声もあった。「お医者さんがほかにもいてくれたら」

深刻な少子高齢化と医師不足。このままでは秋田の地域医療が崩壊してしまうかもしれない。その危機意識は、コロナ禍でさらに高まっている。

本書は、読売新聞秋田県版で2019年4月から連載した「医師不足」「地域医療」「新型コロナ」などの記事を加筆してまとめたものだ。

地域医療を支えていくためには、医療関係者、行政だけでなく、住民の理解と協力が欠かせない。本書が、医療の現状と問題意識を共有するための一助になれば望外の喜びである。

執筆した記者は、２０１５年７月から２０２０年８月末まで秋田支局で取材を続けた杉本和真（現在は、東京本社社会部）。デスク作業は、秋田支局次席の野島正徳（現在は、東京本社社会保障部）と川崎直博が担当した。

取材では、秋田県医師会長の小玉弘之さんをはじめ大勢の医療関係者に協力していただいた。出版に当たっては無明舎出版代表の安倍甲さんにご尽力いただいた。秋田支局スタッフの進藤百合子さん、長谷川ゆかりさんにもサポートをしてもらった。お世話になった多くのみなさまに、改めて心より御礼を申し上げたい。

２０２０年９月

読売新聞秋田支局長　**竹之内　知宣**

あきた地域医療最前線

発行日　2020年９月20日　初版１刷
定　価　〔本体1000円＋税〕
著　者　読売新聞秋田支局
発行者　安倍　甲
発行所　㈲無明舎出版
　　　　秋田市広面字川崎112-1
　　　　電話（018）832-5680
　　　　FAX（018）832-5137
製　　版　有限会社三浦印刷
印刷・製本　株式会社シナノ

※万一落丁、乱丁の場合はお取り替えいたします

ISBN978-4-89544-662-4

河北新報社論説委員会編

3・11を超えて　夕刊コラムのみた東日本大震災

A5判・一一八頁
定価一二〇〇円+税

大災害の表舞台からこぼれ落ちた小さな出来事や無名の人々のこと、心温まるエピソードや希望と未来を拾い集める、小さな窓から見えた風景のコラム集。

朝日新聞秋田支局編

自殺　自殺率全国一・秋田からの報告

A5判・九二頁
定価九〇〇円+税

取材困難なテーマに新聞記者が真正面から取り組んだ「自死」の背景と風土への考察。秋田と自殺の関係からみえてくる日本社会の縮図とは。

読売新聞東京本社地方部編

郷土食とうほく読本

四六判・二四八頁
定価一七〇〇円+税

東北各地に今も伝わる味や料理を新聞記者が訪ね、地域に根付いた「食」の原点を探る。全品レシピ・データ付。

伊藤孝博著

イザベラ・バードよりみち道中記

A5判・一〇六頁
定価一四〇〇円+税

バードに魅せられ、地域興しやバードをテーマにしたイベントに取り組む人々を、全国各地に取材したバードに魅せられた人と地域の物語。

あんばいこう著

秋田学入門

四六判・一三六頁
定価一〇〇〇円+税

定説や常識、かんちがいや偏見と向き合い、身の回りにあふれる「なぜ?」「どうして?」に答えた、誰も知らない秋田県民の基礎知識エッセイ。